Arolser Schriften VII

Schaaf, H. und G. Hesse

Endolymphschwankungen
im Ohr (Gehör)
und im Gleichgewichtsorgan

Kochleäre
Endolymphschwankungen
& Morbus Menière

Schwankender Hörverlust, tief brummender Tinnitus,

mit und ohne anfallsweisen Schwindel

Tinnitus Klinik

Tinnitus Klinik Arolsen: Arolser Schriften VII

Impressum:

Dr. med. Helmut Schaaf
Leitender Oberarzt der psychosomatisch und neurootologisch orientierten Tinnitus-Klinik Bad Arolsen
Grosse Allee 3, 34454 Bad Arolsen
E-Mail: Hschaaf@tinnitus-klinik.de
Internet: http://www.tinnitus-klinik.de
http://www.drhschaaf.de

PD. Dr. med. Gerhard Hesse
Chefarzt der psychosomatisch und neurootologisch orientierten Tinnitus-Klinik Bad Arolsen
Grosse Allee 3, 34454 Bad Arolsen
E-Mail: tinnitus-klinik@t-online.de
Internet: http://www.tinnitus-klinik.de

Profil Verlag, München, Wien

(Arolser Schriften VII) 3 - 89019 - 570 - 9

Titelbild: H. Schaaf

Abbildungsnachweis:

Die Abbildungen 1 und 2 stammen von Dr. med. Albrecht Rehyer, die Abbildungen 3, 4 , 5, 8 und 9 stammen aus dem Buch: H. Schaaf: M. Menière. 4. Auflage, 2004 Springer Verlag.

Wir danken dem Springer Verlag für die Abdruckgenehmigung.

ISBN 978-3-89019-570-4

Inhaltsverzeichnis

Vorwort:

Tinnitus bezeichnet alle Hör-Wahrnehmungen, die nicht durch Laute von außen bedingt sind. Aus diagnostischer und therapeutischer Sicht ist es wichtig, den Tinnitus als Höreindruck zu unterscheiden von dem daran möglicherweise gekoppelten Leiden am Tinnitus.

Wichtig zu wissen ist, das Tinnitus immer ein Symptom - ein Zeichen einer Veränderung im sogenannten hörverarbeitenden System ist, aber nie die Krankheit selbst! Wenn sich in der Hörwahrnehmung etwas ändert, kann dies als Tinnitus empfunden werden. Dazu kann ein mehr oder weniger schwerer Schaden im Innenohr führen.

Schwindel ist meist der Ausdruck einer Orientierungsstörung des Menschen: Sowohl im Raum, im Gefühl aber auch in seinem sozialen und ganz persönlichen Koordinatensystem. Im Schwindel hat man im wahrsten Sinn des Wortes das Gefühl, dass einem „der Boden unter den Füßen weggezogen" wird. Das geht oft mit Übelkeit, manchmal Erbrechen und Herzklopfen und – verständlicherweise – Angst einher.

Innerhalb der Tinnitus- und Schwindelerkrankungen existieren mit den Endolymphschwankungen und dem M. Menière zwei Sonderformen, die der besonderen Beachtung bedürfen.

Symptomatisch zeigt sich bei beiden

- ein oft schwankender Hörverlust im Tieftonbereich,
- ein dazu gehörendes tiefes (tieffrequentes) Brummen
- sowie oft ein Druckgefühl im Ohr.

Bei beiden spielt ein Stau der Innenohrflüssigkeit (Endolymphe) eine ganz wichtige Rolle. Die Ursachen reichen von Entzündungen und anderen organischen Einflüssen bis hin über einen hohen Anteil auch seelischer Einflüsse, die sich in diesen Tiefton-Hör-Schwankungen „regelrecht niederschlagen" können .

Der Morbus Menière, ein - mit 0,1 Promille Häufigkeit - seltenes, aber oft fehldiagnostiziertes Krankheitsbild beinhaltet zusätzlich zu den beschriebenen Symptomen einen attackenweisen innenohrbedingten Schwindel.

Ganz wichtig zu wissen ist, dass zwar der schwankende Hörverlust und der schwankende Tiefton-Tinnitus immer Teil der Menièreschen Erkrankung sind, andererseits Menschen, die ein schwankendes Hörvermögen und einen schwankenden Tinnitus haben, nur sehr selten auch unter einem Morbus Menière leiden.

In diesem Sinne dient dieses für Patienten gedachte Werk dazu, über beide Krankheitsbilder aufzuklären und die notwendigen Unterscheidungen treffen zu können:

- Damit die, die unter einem schwankenden Hörvermögen leiden, nicht automatisch mit der Sorge leben müssen, einen Morbus Menière zu entwickeln
- und die, die tatsächlich unter einem Morbus Menière leiden, Anhaltspunkte dafür bekommen können, dieses oft schwierige Krankheitsbild dennoch so gestalten zu können, dass wieder lebbare Alternativen möglich werden.

H. Schaaf und G. Hesse

Der wiederholte Tieftontinnitus bei wiederholten Tiefton-Hörverlusten: **Endolymphschwankungen (nur) in der Schnecke**

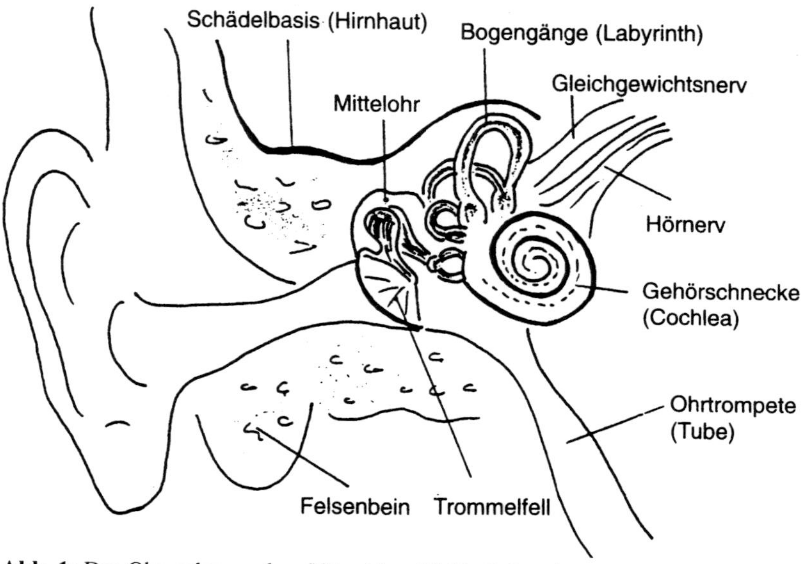

Abb. 1: Das Ohr, schwarz der „Hörschlauch" (A. Rehyer)

Ein meist brummender, dröhnender tieffrequenter Tinnitus (tiefer als 1000 Hz., meist um die 200-500 Hz.), oft verbunden mit wiederholten Hörschwankungen im Tieftonbereich stellt eine relativ häufige, aber wenig bekannte Sonderform der Tinnitus- und Hörerkrankungen dar. Hinzukommen kann ein Druck- oder Wattegefühl auf dem betroffenen Ohr, manchmal auch Missempfindungen der gleichen Gesichtshälfte.

Ein innenohrbedingter (Dreh-) Schwindel - wie beim weiter unten beschriebenen M. Meniére - tritt dabei nicht auf !

So stellt dieses Hör- und Tinnitusgeschehen ein von anderen Tinnituserkrankungen abgrenzbares und eigenständiges Krankheitsbild dar[1].

Dabei bilden sogenannte „Endolymphatische Schwankungen" - im „Gehörschlauch" der Schnecke die organische Endstrecke dieser Erkrankung.

---

[1] Lehnhardt, E (1984) Klinik der Innenohrschwerhörigkeiten: Tieftonschwerhörigkeit. Arch Oto-Rhino-Larnygology. Suppl.
Zenner, 1994: Zenner, H. P (1994). Hören. Physiologie, Biochemie, Zell- und Neurobiologie. Stuttgart, Thieme.

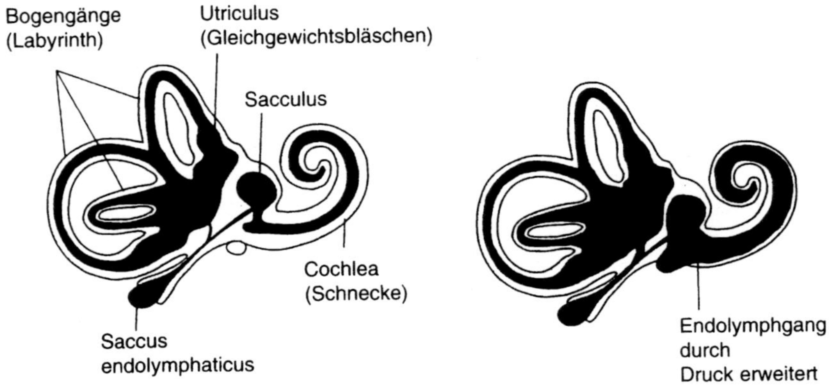

Abb. 2: Schematische Darstellung des Labyrinths
links mit normal weiten Endolymphgängen,
rechts mit ausgeweiteten Endolymphgängen im Schneckenanteil (A. Reyher)

Es soll im folgenden erklärt und verdeutlicht werden, dass bei diesem Krankheitsbild körperliche <u>und</u> seelische Faktoren eine Rolle spielen können und insgesamt gute Therapiemöglichkeiten bestehen.

Dabei erhalten nach einer genauen medizinischen Diagnosestellung auch psychotherapeutische Ansätze einen besonderen Stellenwert.

Wo findet das Endolymph-Geschehen statt?

In der Hörschnecke (Cochlea) sind auf engstem Raum drei mit Lymphflüssigkeit gefüllte Räume zu finden. Dabei wird das eigentliche Sinnesorgan (der Gehörschlauch = Duktus cochlearis) von zwei flüssigkeitsgefüllten Etagen, der sogenannten Scala tympani (Paukentreppe) und der Scala vestibuli (Vorhoftreppe)[1] umgeben.

Die im Gehörschlauch angesammelte Flüssigkeit wird Endolymphe (die Flüssigkeit *im* Gehörschlauch = endo), die Flüssigkeit in der Vorhof- und

---

[2]Scala (lat.): Treppe. Die eine ist in der Nähe des Gleichgewichtsorgans (Vestibulum), die andere in der Nähe der Paukenhöhle, dem Tympanon. Die Bezeichnung richtet sich nach der Räumlichkeit

Paukentreppe Perilymphe (die Flüssigkeit *um den* Gehörgang *herum* = peri) genannt. Die Endolymphe, deren Volumen nur 2-5 yl umfasst, ist reich an Kalium (etwa 145 mmol/l) und ähnelt der Flüssigkeit in den Körperzellen.

Die Perilymphe ist ähnlich zusammengesetzt wie die Flüssigkeit in den Blutgefäßen und besitzt viel Natrium (etwa 140 mmol/l).

Wo kommt die Endolymphflüssigkeit her, wo geht sie hin?

Die Endolymph*flüssigkeit* entstammt mengenmäßig zum größten Teil aus dem das Innenohr versorgenden Blutgefäß"streifen", der Teil der Außenwand des Gehörschlauchs ist. Dabei ist bis heute noch nicht ganz geklärt, wie die Bildung der Endolymphe exakt geschieht. Sicher ist, dass die Elektrolyt-Zusammensetzung durch aktiven Transport der kleinen Teilchen, der Ionen, aufrechterhalten werden muss. (Abb. 4)

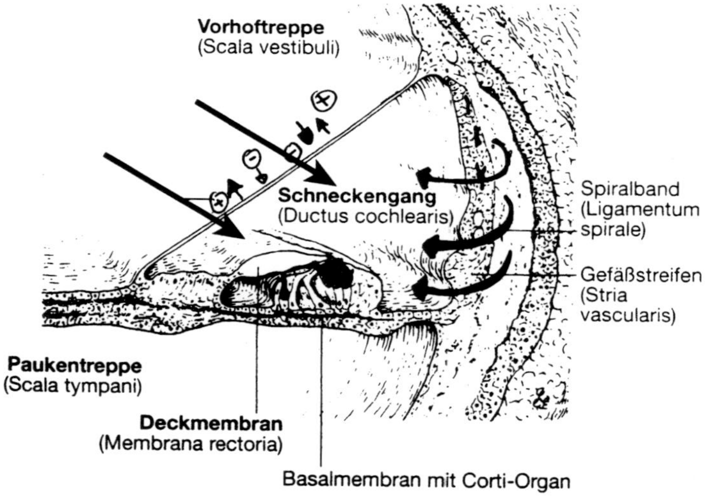

Abb. 3: Im Querschnitt ist dargestellt ein Innenohr-(Endolymph)schlauch. Dabei zeigen die Pfeile, dass der größte Teil der Flüssigkeit aus den umgebenden „Gefäßstreifen" kommt, während die Elektrolyte aktiv aus der umgebenden Perilymphflüssigkeit transportiert werden (modifizierte Abbildung aus "M. Menière", Springer 2004)

Abtransportiert wird die Endolymphflüssigkeit normalerweise im „Endolymphatischen Sack" (Saccus endolymphaticus) (s. in Abb. 2 und 4).

Wie kommt es zum Stau der Endolymphflüssigkeit?

Wenn mehr Endolymphe produziert wird als abtransportiert werden kann, kommt es zu einer Anschwellung des endolymphatischen Raums. Dafür scheint v.a. eine verminderte Leistung des Saccus endolymphaticus verantwortlich zu sein.

Möglicherweise könnte dies daran liegen, dass der Endolymphatische Sack mit Immun-Abwehraufgaben, für die er wohl auch verantwortlich ist, überfordert ist, so dass er diese Doppelaufgabe nicht ausreichend übernehmen kann. So kommt es bei Entzündungsvorgängen im Innenohr zu Abwehrleistungen, die mit Vernarbungen der Schleimhäute einhergehen können. Diese sind dann in ihrer Aufnahmefähigkeit für Flüssigkeiten eingeschränkt. Dennoch führt nicht gleich jeder Schnupfen oder jede Grippe zu einem Endolymphstau, dafür müssen schon wesentlich grössere Veränderungen stattfinden.

Dies ist zur Zeit die naheliegendste Vermutung, für die es viele Argumente gibt, aber die sicher nicht alles erklärt.

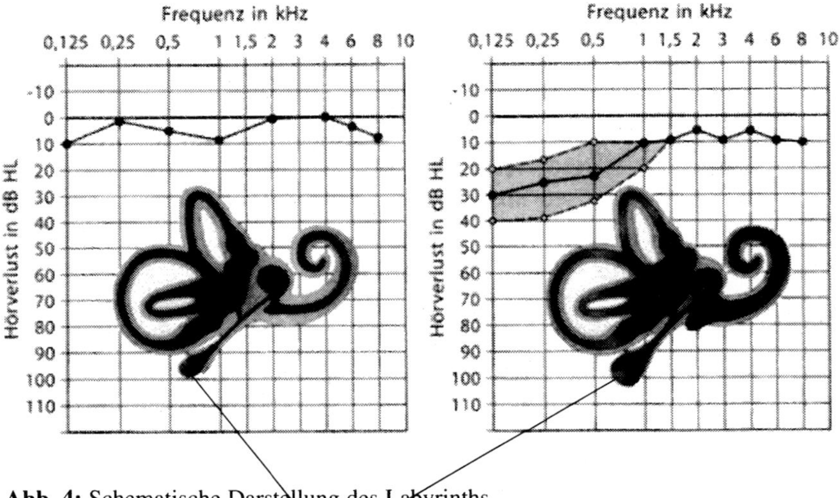

Abb. 4: Schematische Darstellung des Labyrinths, links mit normal weiten, rechts mit ausgeweiteten Endolymphgängen im Schneckenanteil und endolymphatischen Sack in dem dazugehörigen Hörbefund

Was passiert mechanisch?

Wenn sich die Flüssigkeit staut, verbreitert sich der Gehörschlauch. Aufgrund seiner „Materialeigenschaften“ geschieht dies vor allem im Tieftonbereich. Die Abbildung 4 zeigt schematisch die schmalen schwarz gezeichneten Gänge beim Gesunden und die weit aufgetriebenen bei Menschen mit einem Endolymphstau, der im Extremfall ein „Endolymphatischer Hydrops“ wird.

Die Auswirkungen auf das Hören

Um die Auswirkungen der Endolymphschwankungen zu verstehen, muss man ein wenig vom normalen Hören wissen. Ein Teil dieses an anderer Stelle ausführlich beschriebenen[1], hochkomplexen wie phantastischen Vorgangs soll im Folgenden geschildert werden.

Schallimpulse führen - abhängig von der Frequenz - zu einer „Auslenkung“ (Lageveränderung) der Sinnes-Haar-Zellen aus der Ruhelage (auf der Basilarmembran) im Schneckengang. Dies ist der Reiz, auf den ein elektrischer Impuls in Richtung Hörzentrum im Gehirn geschickt wird.

Schwingungen mit hoher Frequenz haben ihr Maximum am Anfang des Endolymphschlauchs, solche mit niedriger Frequenz an dessen Ende.

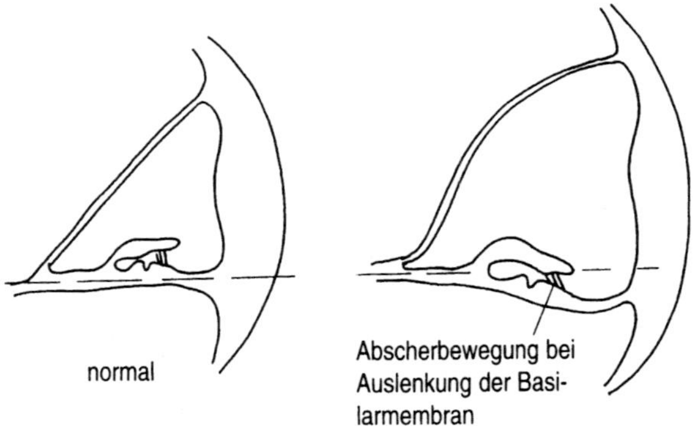

Abb. 5: Basilarmembran in Ruhe und nach Auslenkung

---

[1] Für Nicht-Ärzte: Schaaf, H., Hesse (2002) Ratgeber Gesundheit. Tinnitus aurium. Ursachen. Diagnose. Bewältigungstraining. 6. Auflage . Midena S. 123

Für Mediziner: Zenner, 1994: Zenner, H. P (1994). Hören. Physiologie, Biochemie, Zell- und Neurobiologie. Stuttgart, Thieme

Was geschieht beim Endolymphstau?

Ein brummender Hörverlust

Bei einer Flüssigkeitsbelastung wie beim Endolymphstau verschiebt sich der Kontakt der Sinnes-Haarzellen zur Deckmembran. Im Extremfall können Deckmembran und Sinneshärchen sogar ganz abgekoppelt werden. Der unterschiedliche physikalische Steifheitsgradient entlang der Basilarmembran, eine „Materialeigenschaft", ist dafür verantwortlich, dass sich eine akute Volumenmehrbelastung am gravierendsten am Ende des Hörschlauchs - dort wo die tiefen Töne zu finden sind - auswirkt.

Bei einer langanhaltenden, chronischen Volumenüberlastung können alle Bereiche im Gehörschlauch betroffen werden.

In beiden Fällen verändert sich der Arbeitspunkt der Haarzellen (Stereozilien) (statischer Reiz) und führt gleichzeitig zu mechanischen Turbulenzen. Beide Mechanismen führen zu einer vermehrten Reizung der äußeren und inneren Haarsinneszellen. So kann ein Höreindruck an dieser Stelle entstehen: Der tiefe Brummton.[1]

Hinzu kommt, dass durch den Schall von außen auch keine normale Scherbewegung der Haarzellen im betroffenen Bereich bewirkt wird, hier stellt sich eine - meist vorübergehende - Schwerhörigkeit ein.

Die häufige Rückbildungsfähigkeit des Hörverlustes und die Hörschwankungen sprechen aber dafür, dass die Funktion der betroffenen Haarzellen noch nicht erloschen, sondern nur vorübergehend beeinträchtigt ist, und somit Zeit und Möglichkeiten vorhanden sind, therapeutisch einzugreifen!

Druckgefühl im und hinter dem Ohr

Das oft beschriebene Druckgefühl wird meist hinter dem Ohr oder „wie Wasser im Ohr" empfunden. Dies ist aber nicht tatsächlich der Fall, sondern das Druckgefühl entspricht wohl im Wesentlichen einer durch das Endolymphgeschehen vermittelten Druckempfindung. Erklärlich ist dies Phänomen ähnlich wie der ebenfalls mögliche, aber sehr selten vorkommende Phantomschmerz im Ohr.

---

[4]Preyer, Serena und F. Bootz: Tinnitusmodelle zur Verwendung bei der Tinnituscounsellingtherapie des chronischen Tinnitus. HNO (1995) 43, 338-351

Das Ohr kennt - wie viele andere Organe - auf sehr verschiedene Reize nur wenige Antworten. Diese sind hauptsächlich

- Hören oder Nichthören
- Tinnitus bei der Störung des Hörorgans
- Druckempfindung und Schmerz als Erleben oder Erinnerung an die bei den meisten Menschen in der Kindheit häufigen Mittelohrentzündungen.

Letztere gehen, wie wir uns meist „schmerzlich" erinnern können, tatsächlich oft mit einem „vollen Mittelohr" einher, aber zum Glück seit der Verfügbarkeit von Antibiotika nicht mehr mit Vereiterungen in den Knochen oder in den Gehirnraum. Möglicherweise rührt die endolymphatische Druckerhöhung diese Sinneseindrücke an und vermittelt so das Gefühl eines „vollen Ohres".

Parästhesien - Kribbeln oder Missempfindungen

Anders erklärt werden müssen die auch bei Tinnitus-Patienten ohne Endolymphgeschehen häufig beschriebenen Missempfindungen meist einer Gesichtshälfte. Diese können physiologisch - zumindest nicht direkt - über den Hörnerven vermittelt sein, sondern nur über den großen, sich aus drei Ästen zusammensetzenden fünf Hirnnerven (Medizinisch wird er N. trigeminus, der dreiwurzlige Nerv, genannt). Dieser leitet - seitengetrennt - Sinnesempfindungen der Gesichtshaut um Augen, Oberkiefer und Ohren sowie des Unterkiefers und des Zahnbereiches zum Gehirn weiter.

Die als Kribbeln, Überempfindlichkeiten, Gefühllosigkeit oder gar Schmerzen beschriebenen Sinneseindrücke könnten als Übererregbarkeit gedeutet werden und sind meist durch Entspannungsverfahren deutlich zu lindern.

Hier liegt vielleicht eine Verbindung zwischen den Kerngebieten des Gleichgewichts- und Hörnerven und dem Nervus trigeminus vor. Vielleicht sind aber die Symptome Ausdruck einer allgemeinen Angespanntheit mit Haupt"merk"mal auf den Ohren-Bereich, und der kann sich im Lauf der Erkrankung auf die gesamte betroffene Seite ausdehnen.

Eine weiterer Erklärungsversuch geht davon aus, dass wir bei zunehmender Schwerhörigkeit versuchen, die Ohren zu spitzen, was bei den meisten Menschen nicht mehr geht. Diese vergeblichen Bemühungen führen zu Verkrampfungen, die ggf. schmerzhaft wahrgenommen werden können.

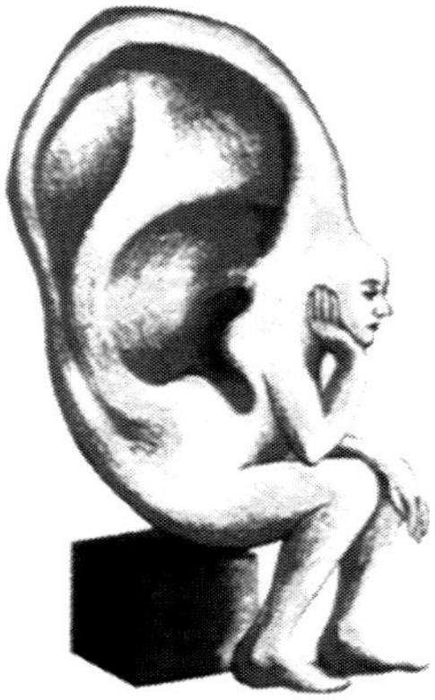

Die Menièresche Erkrankung (M. Menière)

Im Vordergrund der Menièreschen Erkrankung stehen

- vor allem ein meist anfallsartiger Schwindel,
- und ein anfangs schwankender,
  auf die Dauer tendenziell zunehmender Hörverlust,
- ein in der Regel tief klingender Tinnitus.

Der Schwindel kann von mindestens 10-, eher 20-minütigen Anfällen bis zu stundenlangen schweren Drehschwindelattacken mit unstillbarem Erbrechen variieren. Kürzere und längere Anfälle haben wahrscheinlich andere Ursachen.

Diese Erkrankung von Gleichgewichts- und Hörorgan kann im günstigen Fall einen leichten Verlauf nehmen.

Im ungünstigen Fall kann sie zu

- Schwerhörigkeit
- einem Leiden am Tinnitus
  und im Gefolge der Schwindelanfälle auch zu länger anhaltender
- Unsicherheit, Hilflosigkeit, Angst und Panik sowie
- zu depressiven Entwicklungen führen.

Wie alles anfangen kann

Ein kräftiger junger Mann wird plötzlich ohne erkennbare Ursache von Schwindel, Übelkeit und Erbrechen befallen; eine unaussprechliche Angst lässt seine Kräfte schwinden; sein Gesicht, blass und in Schweiß gebadet, kündigt eine nahe Ohnmacht an.
Oft fühlt sich der Kranke zunächst schwankend und betäubt, stürzt dann zu Boden, ohne sich wieder erheben zu können. Auf dem Rücken liegend, kann er dann nicht die Augen heben, ohne die Dinge im Raum umherschwirren zu sehen, die kleinste, dem Kopf mitgeteilte Bewegung vermehrt Schwindel und Übelkeit. ... Wie man alsdann beobachten kann, ist sein Gesicht blass, es droht eine Ohnmacht, der Körper bedeckt sich mit kaltem Schweiß und alles deutet auf eine tiefe Angst hin.

Ein Schaden im Innenohr

Der französische Arzt Prosper Menière beschrieb so 1861 eindrucksvoll ein Krankheitsbild, das bis dahin für eine Hirnkrankheit gehalten wurde. Er konnte deutlich machen, dass es sich um eine eigenständige Erkrankung des Innenohres handelt.

Inzwischen weiß man sicher, das dem so ist. Darüber hinaus entdeckten 1938 die Engländer Hallpike und Cairns und der Japaner Yamakawa unabhängig voneinander, dass sich bei Menière-Erkrankten die (Lymph-) Flüssigkeit in den Gehör- und Gleichgewichtsschläuchelchen staut.

Medizinisch wird dieser Stau im Innenohr „Endolymphatischer Hydrops" genannt. Durch ihn kann das fein ausgeklügelte System der Sinneswahrnehmung gestört werden, und es kann zu einem regelrechten Chaos im Gleichgewichtsorgan und zu Störungen und Ausfällen im Hörorgan kommen.

Diese Turbulenzen im Innenohr äußern sich in typischerweise unvorhersehbarem, attackenweisen Schwindel, chronischem Hörverlust, Ohrgeräuschen und Augenzittern (Nystagmus). In der Regel kommt Erbrechen hinzu.[1]

Von Prosper Menière selbst nicht beschrieben wurde das oft hinzukommende Druckgefühl im Ohr. Ebenso wenig hat uns Menière von den seelischen Folgen der Erkrankung berichtet, die in ihren Auswirkungen dem Innenohrgeschehen oft zum Verwechseln ähneln können.

Seltene Entwicklungen und Sonderfälle

Beidseitige Verlaufsformen

Obwohl die Menière-Krankheit meist einseitig ist, zeigen sich - leider - nicht selten auch Krankheitszeichen auf der anderen Ohrseite. Die Zahlen schwanken in den Untersuchungen von 10% bis 73%.

Was die Beurteilung aller Studien schwierig macht, ist die meist rückwirkend schwierig zu klärende Frage, ob zwischen organisch bedingtem und dem oben vorgestellten psychogen hinzugekommenen Schwindel gut unterschieden werden konnte. Tatsächlich kann das Menièresche Leiden beide Ohren treffen.

---

[5] Ausführlich s. Schaaf, H. (2004) M. Menière. Ein psychosomatisch orientierter Leitfaden. 4. Auflage. Springer, Heidelberg

Lermoyez-Syndrom

Der französische Arzt Lermoyez beobachtete 1919 bei einigen Menière- Patienten, dass sich das Hörvermögen nach einer Schwindel-Attacke besserte, wofür es bisher keine Erklärung gibt. Ansonsten unterscheidet sich diese Form klinisch nicht von dem klassischen M. Menière.

Tumarkin-Anfall

Möglicherweise eine Spätform der Menièreschen Erkrankung scheint ein plötzliches Hinstürzen („Drop attack") aus völligem Wohlbefinden ohne jedes Vorwarnzeichen zu sein. Dies wurde 1936 von Tumarkin als „Otolithische Katastrophe" beschrieben. Hinzu kommen kann ein Gefühl, als würde es einem den Kopf zerreißen.

Erklärt wird dieses Phänomen durch ein Zerreißen des Gleichgewichtssäckchens, des Sacculus. Dabei entsteht das Gefühl, dass es im Kopf blitzschnell kreist und ganz real sacken die Beine weg.

Typischerweise ist der Anfall mit „nur" 10-20 Sekunden kurz. Das Bewusstsein bleibt – ein wichtiges Unterscheidungskriterium gegenüber anderen Erkrankungen – erhalten. Vielleicht ist das seltene und späte Auftreten damit zu erklären, dass dieser Teil des Gleichgewichtsorgans der entwicklungsgeschichtlich älteste ist. Damit ist er auch am widerstandsfähigsten, sowohl gegen die Menièresche Erkrankung - aber auch gegen „therapeutische" Interventionen.

Angst-Schwindel und Schwindel-Angst

Wem das Gleichgewicht so massiv wie bei vielen Menière-Attacken verloren geht, verliert oft Halt und Sicherheit. So ist es kaum verwunderlich, dass die typischen Drehschwindelanfälle häufig mit Todes- und Vernichtungsängsten einhergehen.

Stellt sich dieses als existentiell bedrohlich erlebte Ereignis öfters ein, so wächst verständlicherweise auch die Angst vor der Wiederholung. Dabei kann die Angst so groß werden, dass sie selbst als Unsicherheit und Schwindel bis hin zu einem Gefühl des Drehschwindels empfunden und zu einer eigenen Krankheitskomponente wird. Über die reinen Anfälle hinaus kann sich dann ein „ständiges" Schwindelgefühl bemerkbar machen. Medizinisch und psychologisch wird dies als „Psychogener Schwindel" bezeichnet.

Betroffene schildern dies oft so:

Man sei taumelig, nicht standfest, wackelig, aneckend, wirr im Kopf, habe ein dröhnendes Gefühl und Angst, oft sehr viel Angst. Ganze Tage seien nun „Menière-Tage".

In bestimmten Situationen kann dieses Gefühl, verbunden mit Angst und Panik, dann erlebt werden wie ein innenohrbedingter Menière-Anfall, obwohl kein Augenzittern eintritt und der Menière- und Seelen-Kranke stehen kann.

Der reaktive psychogene (Seelen-) Schwindel

Der Wirkmechanismus der – für Betroffene und oft auch für Behandler - unvorstellbaren Schwindelerlebnisse ist in vielen Fällen dennoch gut erklärbar. Oft läuft uns schon beim Anblick des Essens „das Wasser im Mund zusammen", was eine äußerst sinnvolle, biologisch wichtige Reaktion darstellt. Wird gleichzeitig zum Essen geläutet, so reicht nach einer gewissen Zeit allein das Läuten aus, damit das Wasser im Munde zusammenläuft.

Was ist hier passiert?

Der sehr organisch bedingte Schwindel beim M. Menière findet nicht in „sterilen Räumen", sondern in bestimmten, mehr oder weniger zufälligen Situationen statt und ist meist begleitet von:

- Gefühlen der Unsicherheit,
- Angst und Panik
- sowie von begleitenden „vegetativen" Symptomen wie Schwitzen, Blutdruckveränderung, Herzklopfen usw.

Im ersten Schritt löst – sehr organisch – ein Innenohrgeschehen den Schwindel und seine Begleiterscheinungen aus.

Bei entsprechender Sensibilität, die bei jedem Menschen unterschiedlich ausgeprägt ist, können später gleiche Begleitumstände des Schwindelgeschehens – für den Betroffenen vollkommen unbewusst – die selben Symptome auslösen wie ein organisch bedingter Schwindelanfall.

Diese Begleitumstände können sein:

- die räumliche Situation, in der der ursprüngliche Anfall geschah oder sich gar wiederholte,
- eine ängstigende, bedrückende oder eine „den Boden unter den Füßen weg-ziehende", eher außergewöhnliche Situation,

- speziell beim Morbus Menière ein in der Lautheit zunehmender Tinnitus der dem organisch bedingten Schwindelanfall vorausging,

- eine Kopfbewegung.

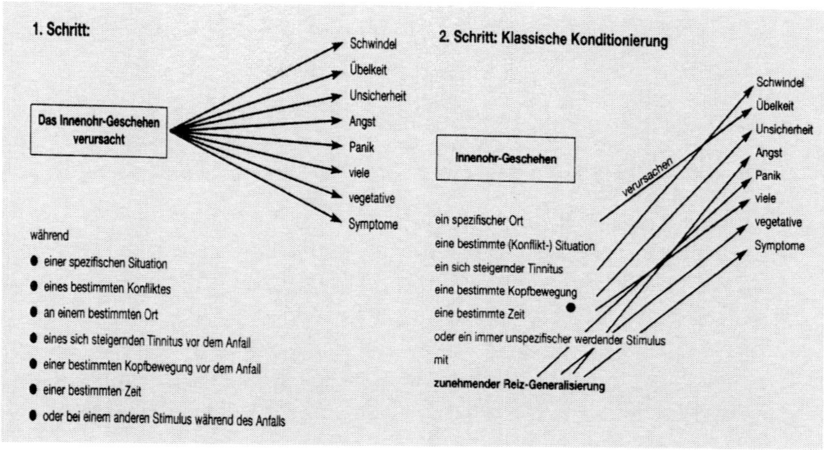

Abb. 6: Entstehung eines reaktiv psychogenen Schwindels: Im ersten Schritt löst ein Innenohrgeschehen den Schwindel und seine Begleiterscheinungen aus. Bei entsprechender Sensibilität können später die Begleitumstände des Schwindel-geschehens – für den Betroffenen vollkommen unbewusst – die selben Symptome auslösen wie ein organisch bedingter Schwindelanfall.

Diese lösen dann – auch ohne den Menière-Anfall – die oben genannten typischen Gefühle von Unsicherheit, Angst und Panik aus und können – begleitet von Herzklopfen, Schwitzen und Ansteigen des Blutdrucks – wie bei einem organisch bedingtem Schwindelanfall erlebt werden.

Auch hier können im Laufe der weiteren Krankheitsgeschichte die auslösenden Faktoren immer unspezifischer werden. Dann können schon *ähnliche* Situationen oder Phänomene zum Auslöser der Schwindel-Empfindungen werden. Dieser Vorgang wird als Reizgeneralisierung bezeichnet.

Hinzu kommt noch ein weiteres Phänomen. Die bei Schwindelanfällen fast schon natürlich auftretende Angst kann selbst wiederum wie ein *Schwinden* und *Schwindel* empfunden werden. Dies kann einen dauerhaften Prozess des Angst-Schwindels und der Schwindel-Angst einleiten. In der Folge sind beide für die Betroffenen nicht mehr unterscheidbar, weil diese Empfindungen meist überwiegend unbewusst – und teilweise parallel – verlaufen.

In einer eigens durchgeführten Untersuchung litten die bei uns behandelten Menière–Patienten mehr, länger und schwerwiegender unter dem psychogenen Schwindel als unter den – dafür relativ seltenen – innenohrbedingten Drehschwindelattacken[1].

Ohne die Hilfe von außen kommt es dann möglicherweise zu einer immer weiteren Einengung der eigenen Möglichkeiten und der Krankheitsbewältigung.

Ist der M. Menière eine psychosomatische Krankheit?

Die Menièresche Erkrankung ist eindeutig durch gestörte Prozesse im Innenohr erklärlich.

Klar ist auch, dass der Stau der Endolymphe, der endolymphatische Hydrops, eine wesentliche Grundbedingung für die Menièresche Erkrankung ist. Aber er ist nur eine Grundbedingung. Zum einen münden viele Krankheitsprozesse des Innenohrs in einen Endolymphstau, ohne zu M. Menière zu führen. Zum anderen reicht das bloße Vorhandensein des Endolymphstaus nicht für die Erklärung der zum Glück ja nur relativ seltenen Schwindelanfälle aus.

Offensichtlich ist, dass das Ausmaß und die Art des Krankheitserlebens und -leidens nicht nur durch die Anzahl und Dauer der Menière-Attacken bestimmt ist, sondern in wesentlichen Anteilen von den Bewältigungsmöglichkeiten des Betroffenen abhängt.

So gibt es:

- Menière-Kranke, die nach dem Anfall und einer relativ kurzen Ruhepause wieder schnell auf den Beinen sind und den Anfall überwinden,
- Menière-Kranke, die nachhaltig langwierig verzweifelt sind und das Ereignis depressiv nacherleben,
- und nicht wenige Menière-Kranke, die mit Sorge dem nächsten Anfall entgegenbangen, so dass nun die psychogene Angst- und Schwindelkomponente zum entscheidenden Anteil der Menièreschen Erkrankung wird.

---

[6] Schaaf, Helmut; Holtmann, H.; Hesse, G., Kolbe, U., Brehmer D. (1999): Der (reaktive) psychogene Schwindel - eine wichtige Teilkomponente bei wiederholten M. Menière-Anfällen. HNO 47 10/99 S. 924-932

Noch komplexer wird das Geschehen dadurch, dass wohl auch der organisch ausgelöste Anfall von verschiedenen spezifischen Faktoren (sog. Triggern) ausgelöst werden kann.

Als solche Trigger führt Jahnke (1994)[1] an:

- Entzündliche Herde,
- Stoffwechsel- und Immunstörungen,
- stressbedingte Funktionsstörungen des autonomen (vom Willen weitestgehend unabhängigen) Nervensystems und
- psychische Faktoren.

Was immer man unter dem sicher zu häufig und auch zu unspezifisch gebrauchten Begriff „Stress“ verstehen mag, es ist immer mit der vermehrten Ausschüttung des Hormons Adrenalin verbunden.

Adrenalin versetzt den Menschen bei Aggression und Wut in Anspannung und stellt Reserven für Kampf oder Flucht bereit. Nun sind solche Reaktionen nur noch in wenigen Freiräumen möglich. So werden die ausgeschütteten Hormone meist nicht verbraucht, sondern wirken sich z.B. im Muskelapparat aus. Damit können sie nicht nur „reaktiv“ zu Verspannungen im Nacken und Rükken, sondern vielleicht auch zu Veränderungen des komplexen Geschehens im Innenohr führen.

Können Angst und Panik einen Menière-Schwindel verursachen?

Eine spannende, wenn auch möglicherweise nur spekulativ zu beantwortende Frage ist, inwieweit seelische Nöte bei der Entstehung oder Ausprägung der Menière-Erkrankung beteiligt sein können.

Speziell hinsichtlich der Auslösung des ersten Anfalls bei Menière-Patienten haben insbesondere tiefenpsychologisch orientierte Autoren Vermutungen angestellt. Wie Lamparter (2002) vermuten sie, dass es im Anfall zu einer explosionsartigen Spannungsabfuhr komme, nachdem die Betroffenen oft unfähig gewesen seien, einer existentiellen Erschütterung anders Ausdruck zu verleihen[2].

---

[7] Jahnke, K. (1994). Stadiengerechte Therapie der Menièreschen Krankheit. Deutsches Ärzteblatt 91, A 428–434

[8] Lamparter, U. (2002). Schwindel. In Ahrens, S. & Schneider, W: Lehrbuch der Psychotherapie und psychosomatischen Medizin. 2. Aufl., Stuttgart: Schattauer, S. 354-361

Als Schlussfolgerung hält er es für sinnvoll, durch eine nachhaltige psychologische Arbeit die seelische Spannung in einem solchen Ausmaß zu vermindern, dass eine Reduktion der Anfälle, wenn nicht eine generelle Veränderung des Geschehens, möglich wird.

Auch 46 Prozent unserer Patienten zeigten – unabhängig vom reaktiven Schwindel – *vor oder bei dem Ausbruch* der Erkrankung *psychologische* Grundkonstellationen, bei denen der Krankheitsausbruch aus der Not der Seele (psychodynamisch) durchaus als Ausdruck einer existentiellen Erschütterung gedeutet werden könnte (Schaaf 2000).

Das Problem aller bisherigen Studien – einschließlich der unsrigen – ist, dass sie zwar in sich eine große Geschlossenheit zeigen, sich aber in wichtigen Punkten voneinander unterscheiden. Immer fehlen Vergleichsgruppen in Bezug auf andere psychosomatisch Erkrankte und endlich auch statistisch überzeugende Fallzahlen. Dort wo Vergleichsgruppen einbezogen wurden, werden die Unterschiede um so kleiner und gehen gegen Null, wenn sich die Gruppen in ihrer Symptomatik dem M. Menière nähern.

Die Menièresche Erkrankung - ein komplexes Knäuel

Insgesamt zeigt sich (wie auch für viele andere chronische Krankheiten!) für die Menièresche Erkrankung ein komplexes Knäuel verschiedener bekannter und sicher auch noch einiger unbekannter Faktoren.

In therapeutischer Hinsicht ist es sinnvoll, dieses Knäuel nach den Fäden zu untersuchen, die therapeutisch beeinflussbar sind und denen, die schwer oder gar nicht veränderbar sind.

Zu den nicht veränderbaren Faktoren gehören:

- Die wohl wahrscheinlich vererbbare Möglichkeit (Disposition) zur Erkrankung.
- Die mögliche Auslösung durch in der Vergangenheit stattgefundene Infektionen, Traumen (Unfälle), Immunstörungen usw.

Nun sieht es so aus, also ob die Wahrscheinlichkeit, an einer bestimmten Krankheit zu erkranken eher vererbt als erworben ist. Aber die Schwere der Erkrankung und ihrer Auswirkungen und die Chance, die Krankheit tatsächlich zu bekommen, hängen wohl deutlich mehr von den erworbenen Möglichkeiten und Bewältigungsstrategien ab.

Zu den beeinflussbaren Faktoren gehören:

- Psychologisch therapierbare Konstellationen, die zu Schwindel und - vielleicht auch über eine sich nicht auflösende Spannung - zu Veränderungen im Innenohr führen.

- Die Ausweitung des aus dem Innenohr kommenden Schwindels zum psychogenen Schwindel mit seinen - möglichen - Rückwirkungen auf das Innenohrgeschehen.

- Die Vermischung mit anderen Schwindelformen (Blutdruck, Angst, Sehfehler usw.).

Zu den ausgleichbaren Folgen gehören:

- Die Schwerhörigkeit

- Das Erleben der Erkrankung

- Die sozialen Auswirkungen

- Die zwischenmenschlichen Einbrüche und Herausforderungen

Wichtig für jeden einzelnen und jeweils unterschiedlich betroffenen Menière-Patienten ist es, möglichst viele Anteile seines „Menière-Knäuels“ zu verstehen, um das Änderbare oder wenigstens Ausgleichbare und Verbesserbare anzugehen und das nicht Änderbare, auch wenn es oft sehr schmerzhaft und schwierig ist, zu akzeptieren.

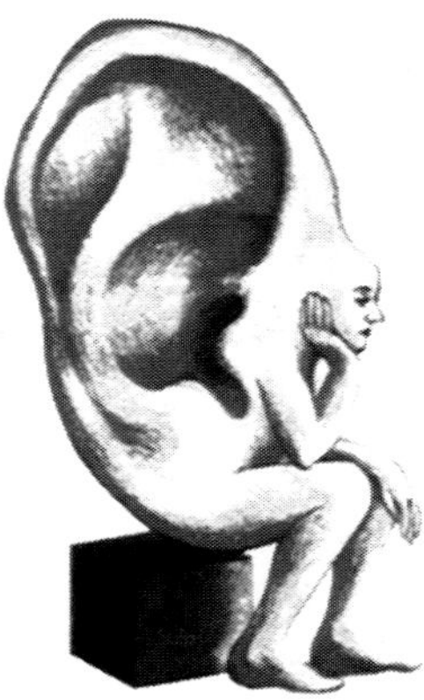

Diagnostik

Grundlage jeder Diagnose ist eine gründliche Erhebung der Krankengeschichte. Die Häufigkeit, die Art und die Dauer der Hörverluste und des Tinnitus und eventuell des Druckgefühls im Ohr weisen den Weg zur Diagnose „Fluktuierende Tieftonschwerhörigkeit und -Tinnitus".

Die Schwankungen können lange anhalten und der Hörverlust kann sich bei Werten von nahezu Normalhörigkeit oder auch um sehr viel ungünstigere Werte stabilisieren. Wichtig ist der Vergleich mit vorbestehenden Audiogrammen, aus denen meist ein schwankendes Hörvermögen im Tieftonbereich deutlich wird.

Beim Morbus Menière weisen die Häufigkeit, die Art und die Dauer der Schwindelanfälle, ihrer Begleiterscheinungen Augenzittern (Nystagmus) sowie das Ohrensausen und der Hörverlust den - fast sicheren - Weg.

Aber nicht jeder Schwindel mit Hörverlust und Tinnitus ist ein Menièresches Leiden.

- Ein lärmgeschädigter Mensch mit Tinnitus und Blutdruckproblemen mit Schwindelgefühlen hat zwei gut behandelbare Krankheiten, aber keinen Morbus Menière.
- Ältere Menschen mit Schwerhörigkeit, Tinnitus und einem sonst weiter nicht zuordnungsfähigen Schwindel müssen nicht unter M. Menière leiden
- und Menschen, bei denen ein schwankendes Hörvermögen mit einem schwankenden Tieftontinnitus ohne Zeichen einer Gleichgewichtsbeeinträchtigung einhergeht, müssen auch keinen M. Menière bekommen. Es kann sich aber zu ihrer Ohrsymptomatik ein psychogener Schwindel einstellen, wenn sie - möglicherweise gemeinsam mit ihrem Arzt - auf den Ausbruch der Menière-Erkrankung warten.

Auf der anderen Seite kann sich der Menièresche Schwindel - zunehmend - mit anderen Schwindelformen vermischen und die Diagnose erschweren. Zum einen „nagt" der Hydrops zusehends an dem betroffenen Gleichgewichtsorgan, zum anderen können sich seelische Schwindelzustände einstellen.
So ist die genaue Diagnose des medizinisch klar definierten Krankheitsbildes des M. Menière nicht immer einfach. Sie ist aber ebenso wie die Abgrenzung von anderen Krankheitsbildern mit oft täuschend ähnlichen Symptomen wichtig, da sich meist andere therapeutische Konsequenzen ergeben.

Hörtests (Tonschwellenaudiogramm)

Im Hörtest stellt sich bei den reinen Endolymphschwankungen und beim M. Menière ein flacher, meist aber muldenförmiger Hörverlust im Tiefton- und - unterschiedlich ausgeprägt - auch im Mitteltonbereich dar.

Bei chronischen Verläufen kann der Hörschaden auch auf den Hochtonbereich übergreifen.

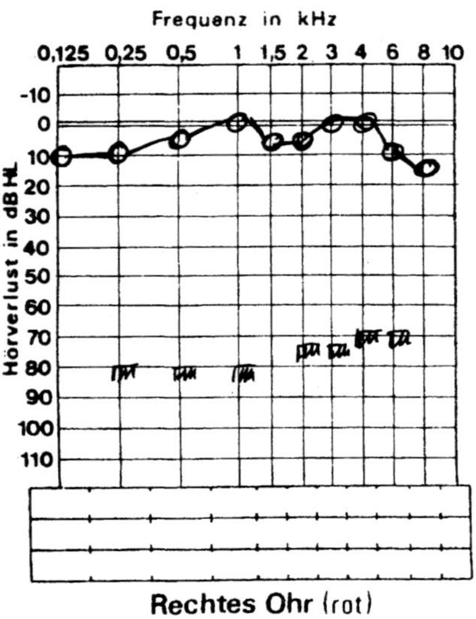

Abb. 7: Hörtest: a) normales Gehör,
b) Links Hörverlauf bei M. Menière mit Veränderungen im Tieftonbereich

---

Wichtig ist zu wissen, dass der Hörtest über die Unterscheidung zwischen M. Menière und Endolymphschwankung noch nichts aussagen kann.

Otoakustische Emissionen

Durch diese Messungen können <u>keine spezifischen Aussagen</u> getroffen werden. Zwar bewegen sich die äußeren Haarzellen im Tieftonbereich wahrscheinlich vermehrt, da aber der Kontakt zur Deckmembran gestört ist, lassen sich diese Haarzellaktivitäten nicht als Antwort messen. So stellen sich die

Otoakustischen Emissionen in der Regel vermindert dar. In Kombination mit einer Tieftonmaskierung hat eine Berliner Arbeitsgruppe um Mrowinski den Versuch unternommen, Abweichungen bei Endolymphveränderungen zu errechnen[1]. Die Meßmethode findet in jedem Fall ihre Grenze spätestens ab einem Hörverlust von über 40 dB.

Glycerol-Belastungsprobe (Klockhofftest)

Sicherheit für ein Endolymphatisches Geschehen im Hörbereich!!! kann die Glycerol-Belastungsprobe bringen. Sie ist tatsächlich eine Belastung, und zwar für den Geschmack und für den Kreislauf. Deswegen muss hier auch eine häufigere Blutdruckkontrolle erfolgen. Für diesen Test müssen die Patienten ein gut gefülltes Glas eines hochsüßen Getränkes zu sich nehmen. Über die Magenschleimhaut schnell aufgenommen, erhöht sich die Konzentration der Bestandteile im Blut. Um diese wieder zu verdünnen, wird Flüssigkeit auch von den Endolymphschläuchen im Ohr abgezogen. Damit wird - falls vorhanden - ein endolymphatischer Hydrops kleiner, und der Hörtest fällt besser aus.

Dennoch kann auch hier keine Unterscheidung zwischen
M. Menière und Endolymphgeschehen nur im Höranteil getroffen werden.

Elektrocochleographie

In einigen dafür ausgerüsteten Zentren kann auch eine Elektrocochleographie durchgeführt werden. Diese erzeugt ein Bild der Innenohrfunktion, ähnlich wie das EKG elektrisch ableitbare Impulse beim Herzen wiedergibt. Dabei wird eine feine Nadelelektrode im Mittelohr durch das Trommelfell hindurch in der Nähe der Rundfenster-Nische angebracht.

Auf akustische Reize reagieren die Haarzellen, und die daraufhin entstehenden Ströme werden am Innenohr wie bei einem EEG abgeleitet.

Dabei kann ein Summations-Potential der Basilarmembran und ein Summen-Aktionspotential des Hörnerven unterschieden werden. Das Verhältnis von negativem Summations-Potential im Innenohr zum Aktionspotential des Hörnerven ergibt beim Endolymphatischen Hydrops ein charakteristisches Bild.

---

[9] Mrowinski, D. et al: Diagnosis of Endolymphatic Hydrops by Low-Frequency masking. Audiol Neurootol 1996; 1: 125-134

Dennoch erhalten wir auch „nur“ Aussagen über den Anteil im Gehör, wenn diese auch „objektiv“ sind, das heißt unabhängig von der Hörempfindung des Untersuchten.

Gleichgewichts - Prüfungen

Bei der Diagnose eines Schwindels ist es wichtig zu unterscheiden, ob die Störung im Gleichgewichtsorgan selbst oder an einer anderen Stelle (Kreislauf, Sehstörung, Nervenschädigungen, etc.) ausgelöst wird.

Dieser Unterscheidung dienen die nachfolgenden einfachen Untersuchungen.

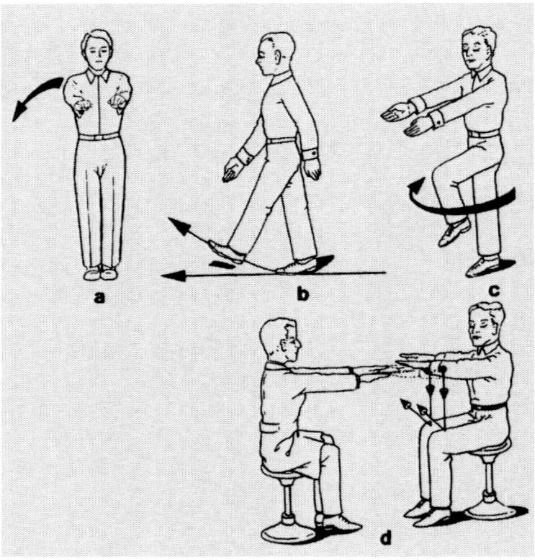

Abb. 8:
Grundlegende Gleichgewichtsprüfungen aus Schaaf: M. Menière. Springer 2004

- Stehen auf einem oder beiden Beinen bei geschlossenen Augen.
  Dabei müssen die Geprüften so stehen, dass sich die Füße innen berühren.
  Als Erschwernis müssen beide Arme horizontal gestreckt werden.
- Geradeausgehen mit geschlossenen Augen.
  Hier wird auf eine eventuelle Gang- und Richtungsabweichung geachtet.
- „Marschieren“ mit geschlossenen Augen auf der Stelle
- Heben der Arme und Treffen(!) des Armes des Untersuchers bei geschlossenen Augen

Bei Patienten mit einer Störung im Gleichgewichtsorgan treten bei diesen Versuchen Koordinationsschwierigkeiten auf, die sich durch Fallneigung, Gangabweichung, Drehung beim Tretversuch, Abweichung beim Zeigeversuch bemerkbar machen.

Kalorische (thermische) Prüfung

Wichtige Informationen über den Zustand des Gleichgewichtsorgans im Innenohr liefert auch die sogenannte thermische Prüfung. Durch die - seitengetrennte - Spülung mit kaltem (30 Grad Celsius) oder warmem Wasser (44 Grad Celsius) über den äußeren Gehörgang kann indirekt das Gleichgewichtsorgan gereizt werden.
Durch die von der Körpertemperatur abweichenden Flüssigkeiten (wärmer und kälter) wird die Endolymphe im Gleichgewichtsorgan in Bewegung gesetzt. Damit wird im Gehirn der gleiche Eindruck erzeugt, als ob man waagerecht im Raum kreisen würde. Als Reaktion darauf werden, über einen Reflex zwischen dem Gleichgewichtsorgan und den Augen, die Augen ausgelenkt. Bei der kalten Spülung setzt ein Nystagmus zur entgegengesetzten Seite des geprüften Ohres ein, bei der warmen Flüssigkeit zur gleichen Seite.

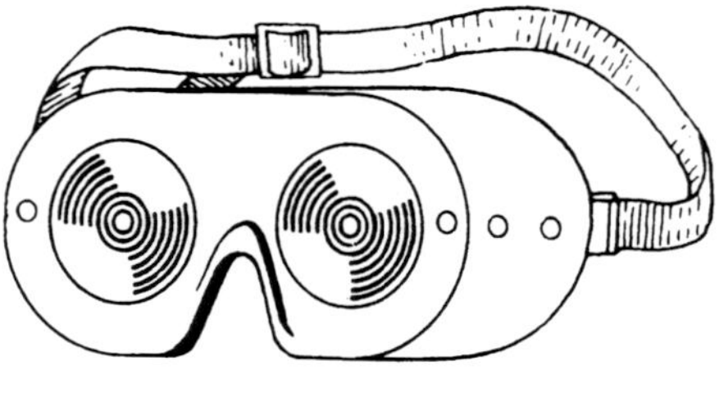

Abb. 9: Frenzelbrille

Mit Hilfe einer Spezialbrille, der sog. „Frenzelbrille", werden dann die Anzahl der Ausschläge pro Minute gezählt und mit dem Normwert, vor allem aber im Seitenvergleich, ausgewertet.

Unangenehm bei dieser Prüfung kann sein, dass dabei auch Übelkeit und Schwindel auftreten können. Dies geht aber meist nach kurzer Zeit vorbei, da die Erregung des Innenohrs mit dem Ausfließen des Wassers abklingt.

Beim reinen Endolymphgeschehen finden sich im Gegensatz zum M. Menière keine Auffälligkeiten!

Manualtherapeutische Untersuchung

Manualtherapeuten untersuchen bei diesem Krankheitskreis die Funktion und die Beweglichkeit der gesamten(!) Wirbelsäule in jedem Wirbelabschnitt. Unter Beachtung der biomechanischen Möglichkeiten wird dann der Bewegungsausschlag und die Bewegungsqualität der einzelnen Abschnitte beurteilt. Die auf dieser Grundlage ermittelten Befunde, ob z.B. ein Gelenk übermäßig oder eingeschränkt beweglich ist, werden den von den Patienten angegebenen Störungen und Schmerzen zugeordnet. Nach umfassenden Sicherheitstests für die Halswirbelsäule versuchen Manualtherapeuten dann, u.a. durch Dehnung und Längung, zu einer ausgewogenen Funktion der einzelnen Wirbelgelenke beizutragen.[1]

Manualtherapeutische Untersuchungen und Behandlungen sind bei Verdacht auf eine Endolymphatische Erkrankung wichtig, da es auch bei Fehlfunktionen der oberen Halswirbelsäule zu Hör- und Gleichgewichtsstörungen kommen kann, die wegen der völlig anderen Behandlung abgegrenzt werden müssen.

Insbesondere Biesinger hat bei Tieftonhörverlusten oft relevante manualtherapeutische Befunde erhoben und Besserungen nach Manipulationen beschrieben.[2] Inwieweit diese aber eher dem prognostisch günstigen Krankheitsbild oder dem Zufallsbefund und der dadurch ausgelösten Zuwendung zu verdanken sind, bleibt zu untersuchen.

Des weiteren finden sich auch bei Endolymph-Patienten so manche „Halsstarrigkeiten" und Verspannungen, die aber meist „reaktiv" im Laufe der Erkrankung entstanden zu sein scheinen. Diese können von einer guten manualtherapeutischen Behandlung profitieren und den Kreislauf von Verspannung, Schmerz und noch mehr Verspannung durchbrechen.

---

[10] vgl. auch Biesinger, E.: Der Chronische Tinnitus in Zusammenhang mit funktionellen Störungen der Halswirbelsäule. In - Goebel G (Hrsg) (2000)
Ohrgeräusche – Psychosomatische Aspekte des komplexen chronischen Tinnitus. München

[11] Biesinger, E.: Einsatzmöglichkeiten der Manualtherapie im Fachgebiet - das C2-C3 Syndrom. Verhandlungsbericht der Deutschen Gesellschaft für Hals-Nasen-Ohren-Heilkunde, Kopf- und Hals-Chirurgie. Eur. Arch. Oto-Rhino-Laryngology, Suppl. 1994 II. S. 214-220

Psychosomatische Befunderhebung

Obwohl erst hier aufgeführt, gehört zu einer guten Krankheitserhebung auch die Berücksichtigung seelischer Faktoren. Dies gilt insbesondere deswegen, weil sich das Auftreten und die Stärke des Endolymphgeschehens häufig situationsabhängig und meist stress-mit-bedingt zeigen und der M. Menière vielfach psychosomatisch mit beeinflusst sein kann.

Schon Lehnhardt glaubte 1980 bei Beobachtungen von Patienten mit einer schwankenden Tieftonschwerhörigkeit dies *„mehrfach als Folge einer psychosomatischen Fehlreaktion deuten zu müssen"*. *„Die psychische Konfliktsituation in Familie und/oder Beruf trat bei einer psychologischen Exploration deutlich zutage; mit der Regulierung der Spannungsfelder bildete sich die Hörstörung auf eine weitgehend konstante Restschwerhörigkeit zurück."* [12]

Dennoch sprengt ein solch zeitlich aufwendiges Vorgehen meist den Zeitrahmen und den Rahmen der Ausbildung der niedergelassenen Kollegen, ist aber ein Anliegen, dem sich die Psychosomatik grundsätzlich angenommen hat.

So fragen Psychosomatiker wie auch Psychologen über den organischen Befund hinaus nach dem Sinn und der Bedeutung der Krankheit für den jeweils einzelnen und einzigartigen Menschen. Sie erforschen, welche Situationen dazu führen, dass sich die Symptome verschlechtern oder verbessern. Sie hören nach den Gefühlen und Erinnerungen in solchen Situationen.

Manchmal stellt sich dann beispielsweise heraus, dass die Krankheit die erste Gelegenheit ist, sich für sich Zeit zu nehmen, in sich hineinzuhören und – so merkwürdig das klingen mag – in der Krankheit Verantwortung für die eigene Gesundheit zu übernehmen. Möglicherweise erzwingt die Krankheit ein Verhalten, das sich Menschen ohne diese nie erlaubt hätten.

Fatal ist es, wenn Endolymph-Patienten - möglicherweise gemeinsam mit ihrem Arzt - auf den Ausbruch der Menière-Erkrankung warten. Dann kann sich zu ihrer Ohrsymptomatik möglicherweise auch ein psychogener Schwindel einstellen.

---

[12] E. Lehnhardt und R.D. Hesch (1980) : Übersichten über verschiedene Typen der Innenohrschwerhörigkeit. Kritisches zur Therapie. HNO 28, 74

Als Anhaltspunkte auch für die eigene Kompetenz, sind wichtige Merkmale für innenohrbedingte Schwindel–Anfälle und psychogene Schwindel mit ihren Symptomen aufgelistet:

		Innenohrbedingter Schwindel – Anfall	**Psychogener Schwindel Zustand**
Eigenes Erkennen	Fixieren eines festen Gegenstandes	Nicht möglich	Möglich
	Heftiges Auftreten	Nicht möglich, führt zu (erneutem) Umfallen	Bessert das Schwindel – Erleben, führt zu mehr Standfestigkeit
	Vertraute Menschen	Ohne direkten Einfluss auf den Schwindel	Kann das Schwindel-Erleben deutlich bessern
Ärztlich - Psycholog-isches Psychoso-matisches Erkennen	Augenzittern (Nystagmus)	Vorhanden (Frenzelbrille)	Nicht vorhanden
	Beschreibung des Schwindels	Drehschwindel, der Raum bewegt sich um den Menschen	Vielfältig, dauerhaft, tagelang, immer...
	Audiogramm (Hörtest)	Wiederholte Tiefton-verluste und -schwankungen häufig	Ohne Änderung
	Wahrneh-mung beim „Gegenüber“	Angst, Panik, Ohnmacht, Resignation ...	Angst und Panik meist im Vordergrund

Tab. 1: Eigene und professionelle Möglichkeiten zur Unterscheidung des innenohrbedingten Schwindels von psychogenen Schwindelzuständen

So ist es hilfreich, sich vor einem Schwindelereignis einen oder mehrere sicher unverrückbare Punkte oder Gegenstände auszusuchen und einen von diesen im Anfall zu fixieren. Dann kann man für sich selbst überprüfen, ob sich - wie beim innenohrbedingten Anfall - die Welt um einen herum bewegt, oder - wie beim Schwindel der Seele - sich der Gegenstand mit dem Blick „festhalten“ lässt.

Ein weiteres Unterscheidungskriterium ist, aufzustehen, fest aufzustampfen und zu überprüfen, ob sich mit Geh- und Tretversuchen Standfestigkeit erlangen lässt und ob der Schwindel im Kopf nachlässt. Bei einem organisch bedingten Menière-Anfall ist die Fixierung eines Gegenstandes und Aufstehen und Auftreten nicht oder nur kaum möglich - und auch nicht sinnvoll. Der „Schwindel der Seele" kann mit zunehmender Aktivität - und nicht selten auch mit Hilfe eines vertrauten Menschen - nachlassen.

Professionelle Helfer können wichtige Hinweise auf eine seelische Komponente an der Beschreibung des Schwindels und durch die genaue Erhebung der Krankengeschichte erkennen. Beim direkten Schwindelereignis finden und spüren Untersucher beim pyschogenen Anfall meist keinen für den M. Menière typischen Nystagmus, oft aber sehr viel Angst.

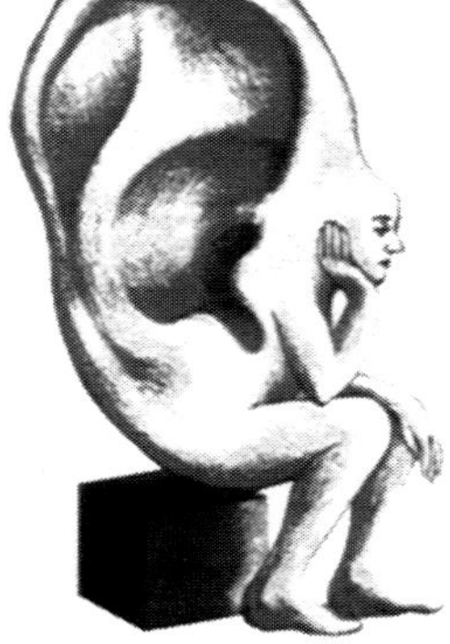

Therapieansätze bei Endolymphschwankungen ohne Schwindel

Gefragt nach Therapiemöglichkeiten wird meist gemeint:
Was kann man medikamentös oder operativ machen!

Wir wollen darstellen, was medikamentös und - zum Glück sehr selten - operativ gemacht wird und dann aufzeigen, was darüber hinaus noch sinnvoll ist.

Was exakte Aussagen und Empfehlungen schwierig macht, ist die zum Glück hohe Rate an Spontanerholungen oder wenigstens Besserungen. So wurde die Endolymphschwankung auch schon als „Hörsturz mit guter Prognose" bezeichnet.[13] Verzweifeln lassen Behandler und Behandelte die scheinbar unendliche Wiederholung des Hörverlustes, der sich immer wieder verbessern kann, sich aber oft mit der Zeit auf ein Mittelmaß stabilisiert.

Infusionsgaben mit und ohne Cortison:

Endolymphschwankungen mit und ohne M. Menière werden in der Regel wie „Hörstürze" und daher - auch bei wiederholtem Auftreten - immer wieder mit Infusionen behandelt. Der Inhalt der Infusionen ist dabei bundesweit an Beliebigkeit kaum zu übertreffen. Dies allein lässt schon an der Spezifität und Effektivität zweifeln.[14] Lediglich Cortisongaben scheinen bei plötzlichen Hörverlusten wirksamer als Placebo zu sein.[15] Mindestens ebenso wichtig ist, dass die Betroffenen aus dem Arbeits- und familiären Umfeld gelöst werden, um so eine gewisse Abschirmung zu erreichen. Dazu mag eine Infusion als „Angelschnur" und eine Verweil-Kanüle als „Angelhaken" der Behandlung dienen. Die Alternative ist dabei sicher nicht das 4-Bettzimmer mit frischoperierten Tumorpatienten einer HNO-Abteilung.
Wenn man berechtigterweise einen entzündlichen, immun - *mit* - bedingten Prozess am Endolymphatischen Sack als *mögliche* Ursache des Lymphstaus erwägt, dann macht die Behandlung mit Cortison als *Versuch* Sinn. Cortison kann entzündungshemmend und „membranstabilisierend" sein. *Vielleicht* kann es so auch Einfluss nehmen auf die Funktion des Endolymphatischen Sackes, so dass dieser wieder bessere Resorptionsleistungen bringen kann.

---

[13] Linßen, O., Schultz-Coulon, H.J. (1997): Prognostische Kriterien beim Hörsturz. HNO 45. 22-29

[14] Michel, Olaf (1994) Der Hörsturz. Stuttgart, Thieme

[15] Wilson W. Ret al. (1980) The efficay of steroids in the treatment of idiopathic sudden hearing loss. Arch Otolarnygol 106, 772 - 776

So setzen wir Cortison ein, wenn sich gravierende Hörveränderungen - mit mehr als 25-30 dB in mindestens zwei Frequenzen - mit oder ohne Tieftonverlust - akut (!) einstellen, in der Vorstellung, eventuell immunbedingte Schädigungen positiv zu beeinflussen.

Vor allem wenn die Diagnose noch nicht sicher ist, der Hörverlust aber gravierend, schient uns dieses Vorgehen sinnvoll.

Dies erfolgt nach dem Infusionsschema:

- 2 Tage 500 mg
- 2 Tage 250 mg
- 2 Tage 125 mg
- 2 Tage 75 mg
- 2 Tage 50 mg

Stellt sich ein Erfolg ein, geben wir Decortin als Tablette wie folgt weiter:

- 2 Tage 25 mg am Morgen
- 2 Tage 10 mg am Morgen
- 1 Woche 5 mg am Morgen.

Die Infusionstherapie nach Vollrath ...

... sowie Diuretika Gaben - natriumarme Kost

Intensiv diskutiert wurde von der Arbeitsgemeinschaft Deutschsprachiger Audiologen und Neurootologen (ADANO) die sog. Dehydratationstherapie (Entwässerungstherapie) nach Vollrath[16]. Diese wird in der Vorstellung eingesetzt, die Menge der Endolymphflüssigkeit zu verkleinern.

Tatsächlich ist dies auch kurzfristig möglich und der Endolymph-Hydrops wird kleiner. Allerdings beeinflusst dies (wohl) leider nicht grundsätzlich die Regulationsmechanismen der Endolymphproduktion und Resorption. Letztlich hat sie den gleichen Effekt wie der Klockhoff- Test und die unten aufgeführten entwässernden Mittel.

[16] Vollrath M, Marangos N, Hesse G (1990) Die Dehydratationstherapie des Tieftonhörverlustes. Eine Alternative zur rheologischen Therapie? HNO 38: 154-157

Gegen den Einsatz des Verfahrens lassen sich einige beachtenswerte Nebenwirkungen und das Risiko einer temporären, unter Umständen bleibenden Verschlechterung des Gehörs ins Feld führen [www.hno.org.de].

Das gilt auch für die sog. Diuretika und für eine Ernährung, die auf Salzarmut angelegt ist.[17] So werden die Effekte der entwässernden Medikamente ebenso wie darauf abzielende Ernährungsversuche schnell wieder kompensiert. Zudem haben Diuretika gerade für das Innenohr zumindest bedenkliche Nebenwirkungen.

Betahistine

Als dauerhaft eingesetztes Medikament erfreut sich die Substanzgruppe der Betahistine großer Beliebtheit bei den Therapieversuchen der Endolymphschwankungen und des M. Menière. Allerdings gibt es bis heute keine Studie, die in etwa in einem dem Krankheitsbild und –verlauf angemessenen Studienaufbau gezeigt hätte, dass die Wirksamkeit des Betahistins über Plazebo hinaus besteht. Dagegen stehen Studien, die zeigen, dass auch Betahistine, wie leider zu erwarten, bei den objektiv zu erhebenden Daten (Spontan- und Provokationsnystagmus, kalorische Prüfung) keine spezifische Wirkung haben. Dies bestätigt auch der jüngste Literaturüberblick von Schmäl und Stoll (2003), da „keine der bisher veröffentlichten Daten die Effektivität von Betahistin bei M. Menière hinreichend untermauern." [18]
Dennoch werden Betahistine in einer sehr gängigen Pharmawerbung als *das* Medikament gehandelt, das mit einer Heilungsrate des Schwindels um die 80% wirksamer als ein *Plazebo* sei. Hier liegt die Vermutung nahe, dass die Hoffnungen der Patienten und der Behandler - insbesondere bei psychogenen Komponenten – die Krankheit mehr beeinflusst haben als das Medikament. So sind viele Behandler froh, dass sie dem verzweifelten Patienten mit viel Sicherheit ein Medikament in die Hand geben können, das zumindest keine ernsthaften Schäden zu zeigen scheint. Das ist verständlich, aber nicht rational.
Rational gesehen gilt für alle Medikamente, dass sie die Endolymphschwankungen mit oder ohne den M. Menière über eine verbesserte Durchblutung beeinflussen sollen:

---

[17] Plester D (1979) Morbus Menière. Therapiewoche 29: 1334 – 1342

[18] Schmäl, F., Stoll W (2003) Medikamentöse Schwindeltherapie. Laryngo - Rhino-Otol, 82 44-66, hier S. 52

„Es ist extrem zweifelhaft, dass irgendein sog. gefäßerweiterndes Medikament im Labyrinth signifikant den Blutfluss im Innenohr beeinflusst.“ (Paparella 1991) [19] “und Morgenstern schreibt: „Selbst wenn man eine Durchblutungssteigerung erreichen könnte, wäre eine Beeinflussung des endolymphatischen Hydrops nur schwer vorstellbar.“[20]

Es ist mehr als verständlich, wenn Endolymph-Patienten diesen sicher nebenwirkungsarmen Versuch unternehmen, um nichts auszulassen, was helfen könnte oder von dem man gehört hat, es würde helfen.

„Druckpuls“ gegen Schwindel bei Morbus Menière ???

Seit einigen Jahren wird, als Idee aus Schweden kommend, Meniére Patienten ein „Druckpulsgenerator“ mit dem Namen Meniett 20 zur Behandlung angeboten. Es soll von den Patienten in Eigenbehandlung 3 mal täglich angewandt werden, um die Schwindelattacken zu reduzieren. Die Voraussetzung dazu ist, dass vom HNO-Arzt vorher ein sogenanntes „Paukenröhrchen“ in das betroffene Ohr gelegt wird.
Ähnlich wie bei wie der früher bekannten „Trommelfellmassage“ wird bei dem neuen Druck-Pulsgenerator über eine Pumpe und einen Schlauch Druck im äußeren Gehörgang aufgebaut. Dabei entspricht der Spitzendruck einem Untertauchen von 12 cm ins Wasser. Das Legen eines Paukenröhrchen soll über die Verbindung ins Innenohr dafür sorgen, dass sich dieser Druck vom Mittelohr auf das Innenohr fortpflanzt und dort den endolymphatischen Hydrops beeinflusst.
Allerdings zeigt eine Studie von 1975 bei 21 Patienten, dass im Vergleich mit einem nicht Menière-Betroffenen letztlich keine Grundlage für die generelle Anwendung eines Paukenröhrchen besteht.
Rational ist es auch nur schwer zu erklären, warum nicht auch Druckänderungen im Mittelohr, wie sie durch Schlucken und Gähnen entstehen oder im Wechsel von Sauerstoff- oder Kohlendioxidgehalt der Mittelohrräume, eine Beeinflussung des Innenohrs hervorrufen.
So kann mangels reproduzierbarer Erkenntnisse sicher kaum eine Empfehlung zu einer derartigen Behandlung gegeben werden.“

---

[19] Paparella, M.M.: Methods of Diagnosis and Treatment of Menière‘s Disease. In: Huang, T.S. (Ed.): Menière’s Disease: Recent Advances in Basic and Clinical Aspects. Acta Oto-Laryngol. Stockh (1991). Suppl. 485, S. 118

[20] Morgenstern C (1994a) Morbus Menière. In: Naumann HH et al. (Hrsg) Oto-Rhino-Laryngologie in Klinik und Praxis, Bd 1: Ohr, S 768–775. Thieme, Stuttgart

Die Saccotomie - die Operation am Endolymphatischen Sack

Eine Saccotomie hat eine Druckentlastung des *endolymphatischen Hydrops* zum Ziel.

Der Saccus endolymphaticus ist chirurgisch hinter dem Ohr erreichbar. Dazu müssen die Operateure zunächst den sogenannten Warzenfortsatz (Mastoid) eröffnen, um von dort aus nahe an das Labyrinth heranzukommen. In der hinteren Schädelgrube wird dann die Hirnhaut freigelegt und der *Saccus* meist relativ weit vorne, gut 1 cm vom Labyrinth entfernt, gefunden. Der Erstanwender Portmann eröffnete 1927 den Saccus und leitete ihn in das offene Zellsystem des Warzenfortsatzes. Dadurch befreite er das meist zusammengeschrumpfte Organ aus der narbigen Umklammerung und sorgte für den Abfluss der übermäßigen Flüssigkeit.

Diese Grundidee ist mannigfaltig abgeändert worden, weil sich herausstellte, dass der Erfolg schnell wieder durch Verwachsungen und Neuwachstum des abgetragenen Knochens zunichte gemacht wurde. Aber auch alle Variationen mit unterschiedlichen Ableitungswegen und -größen sowie diversen Ableitungsimplantaten kommen trotz ausgeklügeltster Ansätze und Erklärungen bei langfristigen Nachuntersuchungen immer auf die gleichen Erfolgsraten. Diese liegen nicht höher als die Erfolge einer sog. Placebooperation! Bei dieser wurde nur der Warzenfortsatz ausgeräumt, und auch hier stellten sich die beschriebenen Verbesserungen ein.[21] Was bleibt, ist die Zuversicht, durch die Erweiterung der oft verengten Verhältnisse einen besseren Fluss von Blut und Lymphe in dieser Region zu ermöglichen, so dass indirekt - wie auch immer - auch die Resorption der Lymphe verbessert wird.[22]

---

[21] Thomsen J. et al 1996) Endolmphatic sac surgery: Why we don't do it. The Non-specific Effect of Sac Surgery. in: S. Vesterhauge et al (Ed.): Ménière´s Disease. 16. Danavox Symposium, September 19. - 22. 1995. Scanticon, Kolding.

[22] Jahnke K (1994) Stadiengerechte Therapie der Menièreschen Krankheit. Deutsches Ärzteblatt 4/94 Heft 7: 428 – 434

Zusammenfassende Wertung

Unzweifelhaft ist es richtig, dem organischen Aspekt der Erkrankung Rechnung zu tragen und in Abwägung von möglichem Nutzen und Risiken zu versuchen, den Hörverlust möglichst vollständig zu beheben. So ist ein (1) Versuch mit Infusionen und Cortison gerechtfertigt, zumindest so lange, bis durch die Wiederholungen der Symptomatik die Diagnose Endolymphgeschehen feststeht.

Es ist auch verständlich, medikamentöse Zugänge zu versuchen, so etwa auch über das Betahistin, wobei davon ausgegangen werden kann, dass hier der Faktor Hoffnung wichtiger ist als der pharmakologische Inhaltsstoff. Diuretika können bestenfalls ein Mittel auf kurze Zeit sein, hier überwiegen aber langfristig sicher die Nebenwirkungen für das Ohr.

Eine manualtherapeutische Untersuchung sollte durchgeführt werden. Dabei ist es auch ohne Endolymphgeschehen sinnvoll, Blockaden zu lösen und Verspannungen anzugehen, auch wenn diese reaktiv sein sollten.

Wenig Logik zeigt die Saccotomie, auch wenn es sich sicher um einen eher kleinen Eingriff handelt.

Hingegen finden sich bei den Patienten mit Endolymphschwankungen, die zu uns ambulant oder stationär in die Klinik kommen, nun oft Konstellationen, die - von Seiten der Untersucher und Behandler - oft durch Überforderung, Druck, (über)hohen Ansprüchen an sich selbst, Angst und nicht zuletzt Lebensunzufriedenheit gekennzeichnet werden können.

Nun gibt es keine Zwangsläufigkeit, dass diese Konstellationen Tinnitus und speziell Endolymphschwankungen hervorrufen müssen. Sie können für alle unproblematisch bleiben, oder sich - vom Magengeschwür bis zu Suchterkrankungen - in anderen Erkrankungen ausdrücken, oder dem Menschen so viel Spaß machen, dass dies für den Körper kein Problem darstellt.

Wenn aber die vielfach gemachte psychologische Beobachtung stimmt, dass hinter dem Druckgeschehen auch Angst, Anspannung und Überforderung stehen können und Tinnitus sowie Angst ums Hören in hohem Maße in der Lage zu sein scheinen, viele dieser Ängste an sich zu binden (seelisch und körperlich?) dann eröffnen sich - teilweise mühsame, aber meist lohnende - neue Arbeitsperspektiven.

Dann darf es auch darum gehen, Ansätze auf einer ganz anderen Ebene zu entwickeln und Fragen zu stellen, etwa welchen Sinn und/oder welche Bedeutung die Krankheit für den jeweils einzelnen und einzigartigen Menschen hat.

Dann darf erfahren werden, welche Situationen dazu führen, dass sich die Symptome verschlechtern oder verbessern, und es ist möglich, Gefühlen, Erinnerungen in solchen Situationen nachzuspüren. Dabei geht es auch um Perspektiven, anders als mit Endolymphschwankungen und Krankheit reagieren zu können. [23]

Wir behandeln Patienten mit fluktuierendem Tieftontinnitus und Tieftonschwerhörigkeit entlang der seit über 10 Jahren etablierten vier Säulen:

- **Medizinisch fundierte Aufklärung,**
  gestützt auf eine umfassende neurootologische Diagnostik
- **Hörtherapie zur Habituation**
- **Psychotherapeutische Bearbeitung des Tinnitus-Leidens**
- **Integrative Körperarbeit**

Bei klarer Diagnose verzichten wir auf Infusionen und andere medikamentöse Maßnahmen, weil kein Anhalt für eine Durchblutungsstörung gegeben ist.

Ambulant können Entspannungsverfahren wie die Progressive Muskelrelaxation nach Jakobsen genügen oder einen Einstieg schaffen, um Druck und Anspannung wahrzunehmen und beachtend zu begrenzen.

Zur subjektiven Druckentlastung können Lymphdrainagen im Hals-Nackenbereich zur Anwendung kommen. Was bisher sicher gesagt werden kann, ist, dass die überwiegende Zahl der Betroffenen eine Entlastung des Ohrdrucks empfindet. Darüber hinaus haben wir keine weiteren entlastenden Effekte objektivieren können.

Die Körperverfahren Feldenkrais, Tai Chi aber auch Sport können das Tinnitus-Erleben vom Kopf auf die Füße stellen.

Nicht jeder muss gleich eine mehrjährige Psychotherapie beginnen, trotzdem sollten akute grundlegende psychotherapeutische Hilfestellungen ebenso möglich und denkbar sein wie länger angelegte Psychotherapie-Formen.

---

[23] s. auch Lamparter, U; Hopf, H.; Hopf, H. C (2002) Der rezidivierende Hörsturz. Eine Nofallsituation besonderer Art. Notfall Medizin und Tinnitus-Forum IV 2002 S. 16-17
Lamparter, U; Hopf, H.; Hopf, H. C (2002) Psychotherapie als Notfallmaßnahme. Kasuistik. Tinnitus-Forum IV 2002 S. 18 -19.

Hörgeräte zur Unterstützung der Hörfunktion

Ein Endolymphgeschehen kann auch zur Schwerhörigkeit führen. Eine einseitige Schwerhörigkeit kann zwar meist grob kompensiert werden, führt aber in der Regel zum Verlust des Richtungshörens, das nur beidseitig möglich ist.

Eine beidseitige Schwerhörigkeit führt zu einer verminderten Wahrnehmung, die sich ebenfalls auf das Denken auswirken kann, da Sprache und Denkleistung in großen Teilen gekoppelt sind.

Auch wird der Tinnitus bei Schwerhörigen meist vermehrt wahrgenommen, da die vom Tinnitus ablenkenden Außengeräusche fehlen. Deswegen kann bei schwerhörigen Menschen mit Tinnitus-Leiden ein Hörgerät oft Wunder bewirken, nicht nur im Ausgleich des Hörvermögens, sondern auch zur Tinnitushabituation.

a)

b)

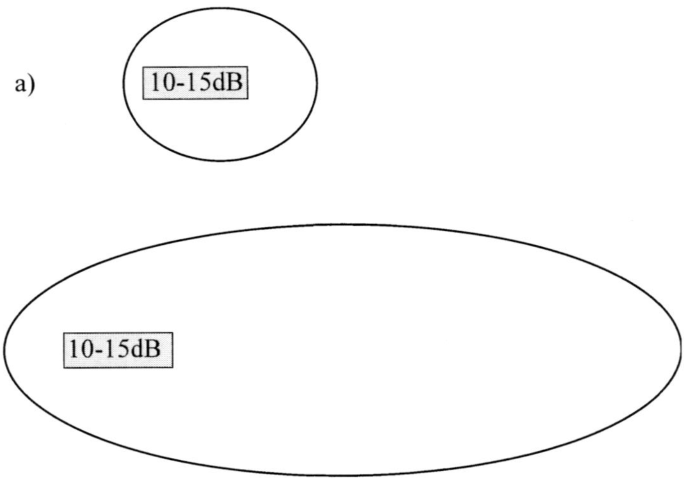

Abb. 10a):
Der Tinnitus, der auch bei Endolymphschwankungen in der Regel 10-15 dB über der Hörschwelle bestimmt wird, macht bei Schwerhörigkeit bis zu 90% der Hörwirklichkeit auf dem betroffenen Ohr aus.

Abb. 10b):
Ein Hörgerät kann Erweiterung der akustischen Wahrnehmung den gleich laut bestimmbaren Tinnitus auf 10% der Wahrnehmung reduzieren.

Es spricht also alles dafür, bei Hörverlusten eine Hörgerätversorgung zu besprechen und wenn möglich durchzuführen.

Nach den Hilfsmittelrichtlinien des Bundesausschusses der Ärzte und Krankenkassen können Hörgeräte dann verschrieben werden, wenn

- bei beidseitiger Schwerhörigkeit der (tonaudiometrische) Hörverlust auf dem besseren Ohr 30 dB oder mehr in mindestens einer der Frequenzen zwischen 500 und 3000 Hz beträgt **und** die Verstehensquote für einsilbige Worte auf dem besseren Ohr bei 65 dB nicht größer als 80 % ist.
- bei einer einseitigen Schwerhörigkeit muss der tonaudiometrische Hörverlust bei 2000 Hz oder mindestens bei zwei Prüffrequenzen zwischen 500 und 3000 Hz 30 dB erreichen.

Erst recht gilt die Hörgerätempfehlung, wenn ein störender Tinnitus hinzukommt.

Notwendig ist aber, dass der Patient in der Lage ist, ein Hörgerät zu bedienen, wobei es oft sehr sinnvoll sein kann, hier eine Anpassphase in Zusammenarbeit mit dem Hörgerät-Akustiker oder eine Hörtherapie mit einem Hörtherapeuten voranzustellen
Auch muss der Entschluss des Patienten deutlich sein, das Hörgerät tatsächlich tragen zu wollen.
Ein häufiger Einwand gegen die Hörgerätversorgung bei Endolymphschwankungen ist die Möglichkeit, dass sich die Hörschwelle verschieben kann.

Problematisch ist auch, dass die meisten Hörgeräte für Hochtonverluste konzipiert sind. Daraus resultieren viele, oft unnötige Missverständnisse bei der Hörgeräteanprobe und Regulierung von Problembereichen.

Dennoch ist eine angemessene Versorgung bei Schwerhörigkeit nicht nur notwendig, sondern auch möglich. Es kann zwar sein, dass das Hörgerät von Zeit zu Zeit nachreguliert und ggf. auch ein neues Gerät angepasst werden muss, dies sollte Betroffene aber nicht davon abhalten, diese wichtige Kommunikationshilfe zu nutzen.

Um einseitige, schwerwiegende, an Taubheit grenzende Hörverluste im Ansatz auszugleichen, wurden sogenannte CROS (Contralateral Routing of Signals) Geräte konstruiert. Diese bestehen im wesentlichen aus einer Mikrophon-Einheit hinter dem schwersthörigen Ohr, das mit einem dünnen Kabel zum Verstärker auf der anderen Ohrseite verbunden ist.

So werden die Signale von der schwerhörigen Seite wenigstens auf dem anderen Ohr mit-gehört. Dieses wie ein beidseitiges Hörgerät aussehende CROS-Gerät, das auch über eine Brille verlegt werden kann, hilft vor allem gegen „Ein-Seitigkeit" in der sozialen Kommunikation.

Möglich, aber entsprechend teuer ist eine drahtlose Verbindung zwischen beiden Ohren. Es ist also wieder möglich, sich mit Menschen rechts und links zu unterhalten, statt in Gesellschaft von einer Hälfte de facto abgeschnitten zu sein. Auch im Straßenverkehr ist es nützlich, Fahrzeuge von beiden Seiten zu hören, ehe sie zu nahe kommen.

Sind wiederholte Tiefton-Hörverluste ohne Schwindel die Vorstufe eines M. Menière?

Zu dieser Frage konnten wir von Mai bis November 1999 81 Patienten nachuntersuchen, die wir zwischen August 1995 und August 1999 mit schwankenden Hörverlusten im Tieftonbereich und Tieftontinnitus aufgenommen hatten.[24]

Zwar zeigten 27 Patienten (33%) einen Schwindel, aber nur bei dreien (3,7%) entwickelten sich – nach ca. 5 Jahren - im Verlauf die typischen Zeichen eines vollwertigen Menièreschen Leidens mit dem typischen innenohrbedingten Drehschwindel. Ihr Hörvermögen verschlechterte sich zunehmend trotz zwischenzeitlicher Erholungen und bis auf eine Schwerhörigkeit um 60 dB über alle Frequenzen.

Dies entspricht den Ergebnissen einer (bisher der einzigen) ähnlich aufgebauten Untersuchung aus Japan (Yamasoba, T. 1994)[25], bei denen ca. 10% mit diesem Krankheitsbild eine Menièresche Erkrankung entwickelten.

Immerhin 25,9% erlitten einen unspezifischen Schwindel, den wir psychologisch und psychiatrisch als überwiegend psychogen diagnostizieren konnten. Dabei zeigte sich, dass viele Patienten mit rezidivierenden Hörverlusten zunehmend Angst und aus der Angst heraus und in Erwartung eines Menièreschen Geschehens einen psychogenen Schwindel entwickelt hatten.

3,7% wiesen einen typischen Lagerungsschwindel auf, der mit einfachen Lagerungsmanövern behandelt werden konnte.

---

[24] Schaaf, H. Seling, B., Rienhoff, N.K. , Laubert, A., Nelting, M., Hesse G. (2001): Sind rezidivierende Tiefton - Hörverluste ohne Schwindel – die Vorstufe eines M. Menière? HNO 49: S. 543 – 547 und www.hschaaf/HNOendo.htm

[25] Yamasoba, T., Kikuchi, S., Sugaswa, M., Yagi, M., Harada, T. (1994) Acute Low-Tone Senoneural hearing loss without vertigo. Ach Otololaryngol head Neck Surg/120 S. 532-535

Zum Zeitpunkt der Nachuntersuchung wiesen 35 der 81 Patienten (43,2%) eine Normalhörigkeit auf dem (vormals) betroffenen Ohr auf. Davon zeigten aber 16 Patienten einen Hörverlust auf dem anderen Ohr, der unabhängig von einem schwankenden Hörvermögen entstanden war. Dabei war in 13 Fällen ein Lärmtrauma zu unterstellen, in 3 Fällen eine Otosklerose.

3 Patienten entwickelten einen ausgeprägten einseitigen Hörverlust über 60 dB, weitere drei gar einen beidseitigen Hörverlust über 60 dB.

Bei den psychologischen Begleiterkrankungen fanden sich überwiegend depressive Symptome (49%) und Angsterkrankungen (20%).

Schlussfolgerung:

Diese Ergebnisse widerlegen glücklicherweise die oft auch den Patienten vorgetragene Befürchtung, dass ein schwankendes Hörvermögen im Tieftonbereich die Vorstufe zu einem M. Menière ist. So können viele von ihrem „menièreformen" Krankheitsbild und v. a. von der nicht selten mitgegebenen Erwartung eines kommenden Menière-Schwindels geheilt werden, wenn sie um diese Zusammenhänge wissen.

Therapie bei M. Menière

Auch wenn die Krankheit an sich nicht heilbar ist, so sind dennoch

- viele Auswirkungen des M. Menière in vielen Teilen ausgleichbar,
- viele Auswirkungen des M. Menière günstig beeinflussbar
- und viele ungünstige, die Auswirkungen begünstigende Faktoren angehbar.

Der M. Menière ist keine Todes- oder Vernichtungs-Diagnose, sondern bezeichnet eine Erkrankung des Innenohrs, die bei allen – meist einseitigen - Funktionsausfällen gutartig und keine Krankheit des Zentralnervensystems wie etwa ein „Schlaganfall“ ist. In dem stets individuellen Knäuel (Puzzle) der Erkrankung mit ihren verschieden ausgeprägten körperlichen und seelischen Anteilen hat die Medizin den Grundstein zu legen in

1. der Erkennung (Diagnostik),
2. der Aufklärung und Beratung,
3. der Möglichkeit der effektiven Dämpfung des akuten Anfalls,
4. der medizinischen Begleitung zwischen den Anfällen,
5. der Bereitstellung von technischen Kompensationshilfen beim Hörverlust von Hör- und CROS-Geräten über das Lippen-Ablesetraining, die Gebärdensprache, Sprach- und Lesecomputer etc. bis zum Cochlear Implant
6. und die endgültige Ausschaltung des Gleichgewichtsorgans als allerletzte Möglichkeit.

Aufklärung und Beratung

Nach der genauen Diagnostik (einzelne Schritte s. oben) muss eine - für die Betroffenen nachvollziehbare – Aufklärung erfolgen. Vielleicht mehr noch als bei anderen Erkrankungen mit körperlichen und seelischen Komponenten ist das organische Verständnis im Sinne von Verstehen und Wissen bei M. Menière nötig. Je besser die Erkrankung verstanden werden kann und je mehr praktikable Möglichkeiten des Umgangs mit den daraus erwachsenden möglichen Problemen wie dem Schwindel und der allgemeinen Unsicherheit deutlich werden, desto geringer sind die Folgeprobleme. Dies gilt insbesondere für die Phänomene des psychogenen Schwindels und der Ausweitung der Angstkomponente, die für das Erleben des Anfalls verständlich ist. Nötig ist hier von seiten des Mediziners ein verständnisvoller Zugang für das Wissensbedürfnis und die Not des Patienten.

Dabei gilt es zu erkunden, was noch möglich ist, ohne aber in vermeintlicher Schonung eine Machbarkeit vorzutäuschen, die schnell enttäuscht wird. Perspektivisch geht es um eine Hilfe zur Selbsthilfe, die auch das Engagement der Betroffenen in Selbsthilfegruppen einbezieht. Zu diesen kann über die Deutsche Tinnitus-Liga und die K.I.M.M Kontakt aufgenommen werden!

Der Wunsch an den Mediziner besteht in der Wahrnehmung und Respektierung der seelischen Seite sowie in der professionellen Weichenstellung, wobei schon Entspannungsverfahren wie die Progressive Muskelrelaxation oder das Autogene Training einen veränderten Umgang mit der Erkrankung einleiten können.

Was in der Regel die Möglichkeiten der normalen Kassenpraxis weit überschreitet, sind die zeitintensiven Zwischenschritte und die professionelle - psychotherapeutische und ggf. auch körpertherapeutische - Bearbeitung der Not der Betroffenen. Diese Bearbeitung ist aber oft nötig.

Auch wenn sicherlich organische Schwachstellen oder Schäden vorliegen, hängen Verlauf, Erleiden und Erleben der Erkrankung wesentlich von der Verarbeitung und der aktiven Aneignung von Bewältigungsstrategien ab. Diese bestehen sowohl im Ausgleich und der Kompensation des verlorenen Gleichgewichtes als auch in der Wiedergewinnung einer - möglicherweise veränderten - Lebensqualität.

Die Akuttherapie der Menièreschen Krankheit

Für den akuten Anfall stehen eine Reihe von effektiven schwindeldämpfenden Medikamenten (Dimenhydrinat, z.B. Vomex) für die Infusionsbehandlung, aber auch als Tablette und Zäpfchen zur Verfügung.

Solange die Diagnose M. Menière nicht sicher ist, werden in der Unsicherheit des Zweifels und in dem Anliegen, nichts auszulassen, oft Infusionen mit oder ohne Cortison-Zusatz bis zu 14 Tage lang durchgeführt, in der Vorstellung, die Durchblutung zu verbessern.

Ist die Diagnose M. Menière sicher, so kann von Infusionen abgesehen werden. Selbst wenn man eine Durchblutungssteigerung erreichen könnte, ist eine Beeinflussung des endolymphatischen Hydrops kaum vorstellbar.[26]

---

[26] Morgenstern C. (1994): Morbus Menière. In: Naumann H.H. (Hrsg.) Oto-Rhino-Laryngologie in Klinik und Praxis, Bd. 1: Ohr, S 768–775. Stuttgart, Thieme.

Die eigene Notfallvorbereitung

Wissen die Betroffenen um die Diagnose, ist es sinnvoll und effektiv, sich selbst auf einen möglichen Anfall vorzubereiten. Dazu werden benötigt:

1) Zäpfchen und Tabletten gegen die Übelkeit

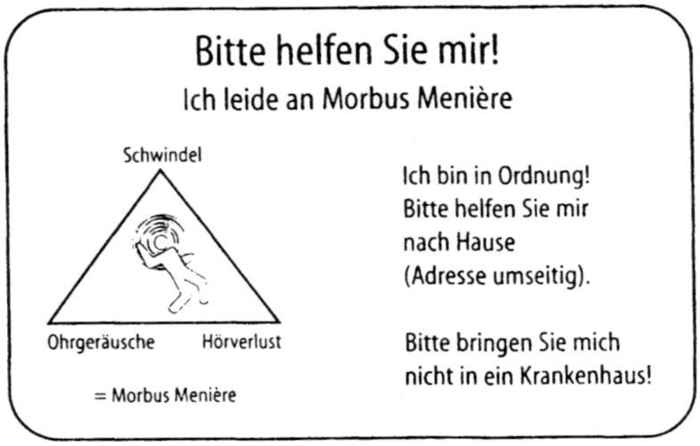
Bitte helfen Sie mir!
Ich leide an Morbus Menière
Schwindel
Ohrgeräusche
Hörverlust
= Morbus Menière
Ich bin in Ordnung!
Bitte helfen Sie mir
nach Hause
(Adresse umseitig).
Bitte bringen Sie mich
nicht in ein Krankenhaus!

Abb. 11 „Hilfe-Karte“,

2) Eine „Hilfe-Karte“, die die Betroffenen in ihrem Schwindel als Kranke und nicht etwa als Betrunkene ausweist und auf der um Unterstützung gebeten wird.

3) Eine Tüte, für den Fall, dass es trotz mitgeführter Medikamente zum Erbrechen kommt.

4) Technische Hilfsmittel wie ein Handy, um ggf. Hilfe anzufordern.

Die Begleitung und die Therapie zwischen den Anfällen

Auch und gerade zwischen den Anfällen bleibt die ärztliche Begleitung hinsichtlich der Fragen und Nöte der Patienten wichtig. Insbesondere gilt es oft zu klären, was weiter möglich ist und was nicht, was auch an bereits oben besprochenen Hörhilfen sinnvoll ist und inwieweit etwa der Schwindel und die Angst vor dem Schwindel größere seelische Ausmaße zeigt.

In Bezug auf die medikamentösen und chirurgischen Maßnahmen wird von Seiten der HNO-Ärzte ein Stufenplan (Jahnke 1994) empfohlen, der sich vor allem an der Anzahl und Dauer der Schwindelzustände wie der Einschränkung des Hörvermögens orientiert.

Dabei weist diese Klassifizierung keine zeitliche Gesetzmäßigkeit auf. Ein Menière-Leiden kann alle Stadien durchlaufen, aber auch bei Stadium 1 stehen bleiben.

Stadium 1:
Ein schwankendes Hörvermögen. In diesem Stadium kann sich das Hörvermögen nach einem Schwindelanfall vollständig normalisieren.
Stadium 2a:
Schwindel und schwankendes Hörvermögen, das sich spontan bessert, aber nicht mehr normalisiert oder
Stadium 2b:
nur nach osmotischer Therapie (z.B. dem Glyceroltest) bessert.
Stadium 3:
deutliche Hörminderung ohne Schwankungen, weitere Schwindelanfälle.
Stadium 4:
ausgebrannte Menière-Krankheit.

Tab. 2 Stadienbeschreibung nach Jahnke 1994

Im **Stadium 1+2** konzentrieren sich die HNO Ärzte auf die symptomatische Bekämpfung des akuten Schwindels mit schwindeldämpfenden Mitteln und wiederholen im Prinzip immer wieder das Akutschema der Infusionsgaben mit oder ohne Cortison.

Medikamentös werden für diese Stadien kurzfristig harntreibende, entwässernde Substanzen (Diuretika) und langfristig Betahistine vorgeschlagen.

Die Betahistine (z.B. Aequamen, Vasomotal etc.) sollen die Durchblutung verbessern. Ausschwemmende, harntreibende Mittel (Diuretika) werden - wegen ihrer Nebenwirkungen auf die Haarzellen (Ototoxität) nur kurzfristig eingesetzt in der Hoffnung, den Endolymphstau zu verkleinern.

Leider sind die Erfolge nicht höher als bei Gabe eines Placebo, also eines Medikamentes, das „eigentlich" nicht wirklich wirkt. Diese betragen allerdings 70 %.

In **Stadium 2 b und 3,** wenn die Schwindelanfälle die Lebensqualität und/ oder Arbeitsfähigkeit durcheinanderwirbeln, kommen weitergehende Eingriffe in Betracht. Solange Sprache noch verstanden werden kann, werden Eingriffe versucht, bei denen zumindest theoretisch eine Erhaltung des Hörvermögens möglich ist. Chirurgisch wird die Saccotomie als weltweit häufigster Eingriff bei M. Menière in vielfältigen Variationen durchgeführt in der Hoffnung, den Endolymphatischen Sack zu entlasten.

Für das Stadium 2b wird immer mehr die Gabe des „ohrengiftigen" Gentamycin (s.u.) vorgeschlagen und kommt auch immer früher zur Anwendung.

Leider ist bei der Saccotomie in all ihren Variationen sehr fraglich, ob sie mehr das Endolymphatische Geschehen oder die Behandler entlastet. Die Erfolge sind leider auch bei diesen Methoden statistisch nicht größer als der Placebo-Effekt.

Tritt in **Stadium 3** der - innenohrbedingte! - Schwindel öfter als zweimal die Woche auf und ist das Hörvermögen im Sprachbereich ausgefallen, kommen auch rein destruktive Maßnahmen in Betracht (Morgenstern 1994). Dazu gehört die Gabe des „ohrengiftigen" Gentamycin direkt vors Innenohr oder die immer erst als letztes erwogene Durchtrennung (Neurektomie) des Gleichgewichtsnerven (N. vestibularis).

Nachteil bei der Gentamycingabe sind die Gefährdung des Höranteils, auch wenn das Verfahren immer sicherer zu werden scheint und damit auch das Risiko der Hörschädigung immer kleiner wird. Nachteil bei der Neurektomie ist der relativ risikoreiche neurochirurgische Eingriff, wobei auch dieses Verfahren immer sicherer geworden ist.

Durchschnittlich nach neun Jahren scheint bei 75% der Unbehandelten und nicht chirurgisch Therapierten(!) die Menièresche Krankheit „auszubrennen", d.h. die Schwindelanfälle werden schwächer oder verschwinden ganz. In diesem **Stadium 4** befinden sich Menière-Betroffene organisch auf einem Niveau mit Menschen, die aus anderen Gründen, etwa durch eine Entzündung, ein Gleichgewichtsorgan verloren haben. Dem vorausgegangen sind allerdings möglicherweise dramatische Erlebnisse von langanhaltender Unsicherheit, die Narben hinterlassen haben können.

Treten keine attackenweise Anfälle mehr auf, so kann die verminderte Gleichgewichtsfunktion vor allem durch Gleichgewichtsübungen wieder sehr weit aufgebaut werden.

Psychologische Maßnahmen

Psychologische Maßnahmen über das Erlernen von Entspannungsverfahren hinaus sollten erwogen werden, wenn Krankheitsbewältigungsprobleme auftreten und die Lebens, Liebes- und Berufsfähigkeit gefährdet ist. Psychotherapeutische Hilfe ist insbesondere notwendig, wenn sich ein psychogener Schwindel einstellt. Dabei kann es oft sinnvoll sein, das soziale Umfeld, insbesondere die Lebenspartner, miteinzubeziehen. [27]

[27] Praetorius, Ch (1998): Krankheitserleben und Bewältigungsformen bei Morbus Menière-Patienten. 2. Aufl. Michelstadt, Neuthor

Wichtig für alle Behandler ist es - für die eigene Sicherheit diagnostisch und für den Patienten nachspürbar zu klären, ob es sich bei den „Schwindelanfällen" um Attacken aus dem Innenohr oder - wie bei den bei uns behandelten Patienten in der Regel öfter, länger und das Krankheitsbild bestimmend - um psychogene Schwindelereignisse handelt, die sich für die Betroffenen im Erleben ähnlich oder gleich anfühlen können.

Es ist schon viel gewonnen, wenn psychotherapeutisch dahingehend gearbeitet werden kann, dass sich der unvermeidbare Schwindel auf die rein organischen Attacken beschränkt.

So haben wir in Bad Arolsen die Erfahrung gemacht, dass unsere Patienten nach einer sechs- bis achtwöchigen psychosomatischen Arbeit meist einen „festeren" Stand und eine neue Sicherheit erlangt haben.

Beim M. Menière kann der Psychologe dann kompetent sein, wenn er auch organisch - zumindest grob - Bescheid weiß und - das ist der Wunsch und die Anforderung an die nichtärztlichen Psychotherapeuten - nicht jeder Anfall als psychogen gedeutet wird.

Unerlässlich aber ist die eigene Motivation und der Wille der Betroffenen, gesund zu werden. (Vergleiche dazu die sehr lesenswerten Ausführungen E. Lukas in „Sehnsucht nach Sinn. Logotherapeutische Antworten auf existentielle Fragen", Profil, Wien, 1997). Letztlich geht es bei allen therapeutischen Begegnungen darum, dass die Menschen auf der Suche nach Lösungsmöglichkeiten in die eigene Gestaltung kommen können.

Gleichgewichtstraining

Zwar erholt sich nach einem akuten Menière-Anfall das Gleichgewichtssystem in der Regel „von selbst", das gilt aber nach häufigeren Anfällen nicht mehr unbedingt. Ein intensives Körpertraining hilft, die im Verlauf der Menière-Krankheit häufig festzustellenden Ausfälle im Gleichgewichtsnetzwerk wieder auszubessern und – nach Eingriffen am Gleichgewichtsapparat – die Kompensationszeit zu verkürzen.

So sind Gleichgewichtsübungen ein wichtiger Schritt zur Erhaltung und Wiedergewinnung von Sicherheit in der Bewegung und „Haltung" im weitesten Sinne. Dies gilt auch für „psychogene" Schwindelzustände.

Hierzu gibt es viele Möglichkeiten. Einfache Übungen werden meist anschaulich bebildert von vielen Krankenkassen angeboten. Hervorragend geeignet und prinzipiell auch ohne Experten erlernbar sind Feldenkrais-Übungen. Professionelle Körpertherapeuten sind dann nötig, wenn die eigene Kraft nicht mehr ausreicht.

Wir arbeiten in der Tinnitus-Klinik in Bad Arolsen neben einem individuell abgestimmten, speziellen Gleichgewichtstraining besonders mit Tai Chi Chuan-Übungen. Diese Übungen sind - auch ohne fernöstliche Weltanschauung - wunderbar zur Förderung der bewussten Wahrnehmung von Körpergefühlen und Sinnesreizen sowie zum Wieder- oder Neufinden sensomoto-rischer Balance geeignet, bedürfen aber initial der Anleitung.

Die stationäre psychosomatische Behandlung

Eine stationäre psychosomatische Behandlung wird notwendig, wenn die Behandlungsmöglichkeiten ambulant ausgeschöpft sind und/oder die individuellen Gestaltungsmöglichkeiten zu klein oder unzureichend sind. Der Vorteil einer stationären Behandlung ergibt sich aus der institutionalisierten Zusammenarbeit und Therapieabstimmung der verschiedenen Therapeuten von den Ärzten über die Psychologen bis zu den Pflege- und Bewegungstherapeuten.

Die Arbeit in der Tinnitus-Klinik Arolsen stützt sich im Wesentlichen auf vier Säulen:

1. Ernsthafte und medizinisch fundierte Aufklärung, gestützt auf eine umfassende neurootologische Diagnostik.
2. Integrative Körperarbeit.
3. Psychotherapeutische Bearbeitung des Menière-Leidens.
4. Hör- und Geräuschtraining zur Habituation.

Wenn der Tinnitus im Vordergrund steht, arbeiten wir mit Menière-Patienten wie mit den anderen Tinnitus-Leidenden.

Als **Besonderheit** ist aber bei Menière-Patienten zu beachten, dass bei ihnen aufgrund der Endolymphschwankungen tatsächlich - nicht „nur“ in der Wahrnehmung - das Ohrgeräusch lauter werden kann. Dies kann die Bedeutung (im Sinne von Information) haben, dass sich ein Schwindelanfall ankündigt. Der unbedeutende, stets gleiche, meist als tiefes Grundrauschen empfundene Tinnitus ohne Informationscharakter wird behandelt wie andere Tinnitusarten.

Der Tinnitus mit Bedeutung kann einen möglichen Anfall ankündigen und deshalb, so schrecklich es ist, genutzt werden, um sich auf den Anfall vorzubereiten.

Hier ist schon viel gewonnen, wenn beides unterschieden werden kann.

Resümee

Mit dem auf das Hören und das Tinnitusgeschehen beschränkte Endolymphgeschehen und dem Morbus Menière liegen zwei spezielle Krankheiten vor.

Diese haben insbesondere hinsichtlich des Hörens und des Tinnitus große Gemeinsamkeiten, hinsichtlich des Schwindels unterscheiden sie sich aber deutlich.

So steht bei Morbus Menière der Schwindel im Vordergrund und bestimmt letztendlich das Krankheitsbild, während beim Endolymphgeschehen das schwankende Hörvermögen und der schwankende Tinnitus subjektiv die Patienten am meisten beeinflussen.

Beide unterscheiden sich damit auch deutlich von anderen Tinnitusformen, insbesondere im Gefolge von Lärmschäden.

In diesem Heft wurde versucht, diese beiden besonderen Krankheitsbilder zu beleuchten und dabei sowohl medizinische wie auch psychosomatische Aspekte vorzustellen. Dies soll die Grundlage dafür bilden, dass der jeweils individuelle Verlauf von Betroffenen verstanden und mit den Therapeuten so besprochen werden kann, dass ein bestmöglicher Umgang erzielt werden kann.

Glossar

Anamnese: Krankheitsgeschichte
Bogengänge: Struktur im Innenohr mit Fühl-organen für Drehbewegungen
cervikogen: von der Halswirbelsäule ausgehend, halswirbelsäulenbedingt
Duktus cochlearis: Gehörschlauch in der Schnecke
Endolymphatischer Hydrops: überprall gefüllte Gleichgewichts- und Gehörschläuchelchen
Endolymphe: Flüssigkeit im häutigen Anteil des Innenohrs
Gentamycin: für das Innenohr „giftiges“ Antibiotikum, das *deswegen (!)* bei der Innenohrausschaltung therapeutisch genutzt wird.
Hydrops: Wasseransammlung, s. Endolymphatischer Hydrops
kochleär: dem Hörorgan (Kochlea oder Cochlea) zugeordnet
konservativ: darunter verstehen Mediziner „bewahrende“, v.a. nicht-chirurgische Eingriffe
Labyrinth: anatomische Bezeichnung des Innenohres wegen seines labyrinthartigen, komplizierten Aussehens
Morbus (lat.): Krankheit
Neurektomie: Durchtrennung eines Nerven
Otolithen: übersetzt Ohrsteinchen, gemeint sind kleine Kalksteinchen in einem speziellen Teil des Gleichgewichtsorgans.
Perilymphe: Flüssigkeit um den häutigen Anteil des Innenohres, bzw. zwischen dem häutigen und dem knöchernen Labyrinth.
Placebo (lat.): „ich möge gefallen“. Medikament ohne schulmedizinisch nachgewiesenen Wirkstoff. Es muss deswegen aber nicht ohne Wirkung sein.
Sacculus (lat.): Säckchen, Teil des Gleichgewichtsorgans, nicht zu verwechseln mit dem Saccus
Saccus endolymphaticus (lat.): Sack, in dem die Endolymphe aufgenommen und abtransportiert (resorbiert) werden, nicht zu verwechseln mit dem Sacculus.
Schnecke: anatomische Struktur im Innenohr,
Trigger (engl. Begriff aus der Kybernetik): Schaltelement zum Auslösen eines Schaltvorganges; hier auslösendes Moment.
Utriculus: anatomische Struktur im Gleichgewichtsorgan. Das Bläschen, auf dem die drei Bogengänge aufsitzen.

Empfehlenswerte weiterführende Bücher für Betroffene

Schaaf, H. u. G. Hesse:
Tinnitus: Leiden und Chance .
2. vollständig überarbeitete Auflage
Profil 2004. Ca 150 S., 15 €

In einfachen Schritten werden Wege für den Umgang mit dem Tinnitus aufgezeigt. So wird verdeutlicht,

- worauf das Leiden am Tinnitus beruhen kann,
- was getan werden muss,
- was getan werden darf und
- wie letztlich aus einem am Tinnitus Leidenden wieder ein lebensfähiger handelnder Mensch mit einem Ohrgeräusch

werden darf.
Wir empfehlen das Buch für alle, die es ambulant weiterversuchen wollen oder doch die Hilfe der Tinnitus Klinik Arolsen nutzen wollen.

Schaaf, H., H. Holtmann:
Psychotherapie bei Tinnitus
Schattauer-Verlag 2002,
144 S., 25,95 €

Während bei den Psychotherapeuten die Befürchtung entstehen kann, dem somatischen Anteil des Tinnitusgeschehens nicht gerecht werden zu können, bleibt den behandelnden Ärzten oft die psychische Dimension der Tinnitus-Ursache verborgen. Mit einer interdisziplinären Sichtweise bietet das Buch sowohl den psychotherapeutisch arbeitenden Berufsgruppen als auch den mit Tinnitus konfrontierten Ärztinnen und Ärzten Hilfe zu einem ganzheitlichen Verständnis dieser komplexen Erkrankung.

Hesse, Gerhard (Hg.):
Retraining und Tinnitustherapie.
Zur ambulanten Behandlung des chronisch komplexen Tinnitus und der Hyperakusis.
Thieme, 1999. 100 S., 45,50 €

In diesem Buch für HNO und Allgemeinärzte werden medizinisch fundiert die Grundlagen des Retraining und der ambulanten Tinnitustherapie dargestellt. So fasst dieser Leitfaden auch die Grundlagen der Weiterbildung zusammen.

Schaaf, H.; Nelting, M.:
Wenn Geräusche zur Qual werden.
Geräuschempfindlichkeit:Richtig erkennen erfolgreich behandeln – selbst aktiv werden.
TRIAS. 2003. Stuttgart.
104 S., 14.95 €

Geräuschüberempfindlichkeit hat viele Ursachen und viele Gesichter. Häufig sind kleine Schritte und eine dauernde positive Verstärkung und Ermutigung erforderlich, um eine „Abkehr von der Stille“ zu trainieren. Dieses Buch soll helfen, wieder in die Lage kommen zu können, mit offenen Ohren durchs Leben zu gehen.

Schaaf, Helmut:
Die Menièresche Krankheit.
Ein psychosomatisch orientierter Leitfaden.
4. erw. Aufl. Springer, 2004.
222 S., 29,95 €

Die Menièresche Erkrankung kann Menschen an Leib und Seele durcheinander wirbeln. Wer sein Gleichgewicht, seine Orientierung im Raum verliert, verliert auch Sicherheit und Zuversicht in Bestehendes. Der Ansatz des Buches ist, Betroffenen und ihren Mitmenschen allgemein verständlich einen Einblick darüber zu geben, was an Grundlagen, Auswirkungen und Therapieversuchen dieser Krankheit bekannt ist.

Schaaf, H. :
Gleichgewicht
und Schwindel der Seele.
Profil, 2003. 92 S., 15,-- €

Das Buch handelt vom Gleichgewicht der Seele und deren Stolpermöglichkeiten. Aus dem Stolpern kann Schwindel resultieren, wobei dieser Schwindel sehr anders behandelt werden muss als der organische Schwindel.

Dargestellt sind aber auch die Erkrankungen des Körpers, die sich letztendlich auf die Seele auswirken können und hier einen oft reaktiv seelischen Schwindel hervorrufen oder aufrecht erhalten.

Die Arolser Schriften:

Herausgegeben von der
Tinnitus Klinik Bad Arolsen:
Arolser Schriften V

Schwerhörigkeit und Tinnitus,
München: Profil, 2001, 12,80 €

Schwerhörigkeit ist meistens ein deutlicher Bestandteil eines Leidens am Tinnitus und oft auch dessen direkte Ursache. Wichtige Aspekte sind dabei die Möglichkeiten der verbesserten Hörtaktik sowie der apparativen Versorgung mit Hörgeräten.

Arolser Schriften VI

Medikamentöse Behandlung von Tinnitus und Schwerhörigkeit.
Grenzen und Perspektiven
Profil, 2002, 84 S., 12,80 €

Bei akutem Auftreten eines Ohrgeräusches wird in Deutschland, wie bei einem Hörsturz, eine medikamentöse Therapie versucht, die im wesentlichen die Durchblutung des Innenohres verbessern soll. So wird berichtet über die medikamentösen Behandlungsansätze und über neue diesbezügliche Studien. Zur Sprache kommen auch die psychosomatischen und hörtherapeutischen Therapiemöglichkeiten.

Selbsthilfegruppen

Deutsche Tinnitus-Liga e.V.
Am Lohsiepen 18, Postfach 210351,
42353 Wuppertal
Telefon: 02 02 / 24 65 20
E-Mail: dtl@tinnitus-liga.de
Telefax: 02 02 / 24 65 20
Internet: www.tinnitus-liga.de

K.I.M.M. e.V.
c/o Inge v. d. Bussche,
Strümpfelbacher Strasse 63, 71384
Weinstadt-Endersbach
Telefon: 07151/64113
ingevdbussche@kimmev.de
Telefax: 07151-600 599
Internet: www.kimm-ev.de

Deutscher Schwerhörigenbund
Breite Straße 23, 13187 Berlin
Telefon: 0 30 / 47 54 1114
DSB@schwerhoerigkeit.de
Telefax: 0 30/47541116
www.schwerhoerigen-netz.de

Österreichischer Schwerhörigenbund (ÖSB)
Triesterstraße 172/1, A - 8020 Graz
Telefon: 0043 3 6/26 2157-1
Telefax: 004331 6 / 26 21 57- 4
oesb.dachverband@gmx.at oder
oesb.landesstelle-stmk@aon.at

Österreichische Tinnitus-Liga
Postfach 23, 8029 Graz
Telefon: 00 43316/289130
E-Mail: koller-oetl@sime.com
Telefax: 00 43 31 6 / 28 91 30
Internet: www.tinnitus.at

Schweizerische Tinnitus-Liga
Sekretariat, Bahnhofstrasse 16,
CH-3860 Meiringen
Telefon: 00 41 33 9 71 / 55 73
mail-info@tinnitusliga.chSekretariat
Internet: www.tinnitus-liga.ch

Bund Schweizerischer Schwerhörigen-Vereine (BSSV)
Schaffhauserstrasse 7,
CH-8042 Zürich
Telefon: 00 41 13 63 / 12 00
Email: bssv@bluewin.ch
Telefax: 00 41 13 63 / 13 03

Deutscher Gehörlosenbund e.V.
Bundesgeschäftsstelle,
Hasseer Straße 47, 24113 Kiel
Telefon: 0 43 31 / 58 97 22 - 51
info@gehoerlosen-bund.de
Telefax: 0 43 31 / 58 97 - 45
www.gehoerlosen-bund.de

Feldenkrais-Gilde Deutschland e.V.
Jägerwirtstraße 3, 81373 München
Telefon: 0 89 / 52 31 01 71
E-Mail: Gilde@Feldenkrais.de
Telefax: 0 89 / 52 31 01 72
Internet: www.Feldenkrais.de

Netzwerk Tai Chi und Quigong
Bleichenstr. 7, 30169 Hannover
Telefon: 05 11 / 1 69 17 67
E-Mail: info@taijiquan-qigong.de
Telefax: 05 11 / 2 35 85 36
Internet: www.taijiquan-qigong.de